Beginner's Guide to the
Efficient Echocardiograph

by
Masashi Kanno

ビギナーズ ガイド
心エコー図 撮像必携
すぐに使える実戦テクニック

著
神野 雅史
東京都済生会中央病院臨床検査科主任

まえがき

　心エコー画像を判読・診断するための成書が数多く出版されている一方，心エコー図を描出する技術を習得するための簡便な参考書はあまりみられない。求められる画像を的確に描出するには，さまざまなバリエーションに対応できる臨機応変の技術が必要である。書籍という限られた表現方法では，そうしたニーズに対応できないことが大きな理由であろう。しかし，実際の心エコートレーニングをいきなり色々なバリエーションで始めることはない。やはり最初は，観察しやすい健常者をモデルに選んで，基本的な描出方法をトレーニングするはずである。まったくの初心者が現場でいきなり心エコーを行うことはないし，そんなことがあってはならない。

　本書は，初心者や学生実習，研修医の方達が健常者モデルでトレーニングする際の参考書として企画されたものである。被検者の体位の取り方から検者のポジションや実際の手元写真・エコー画像をふんだんに使い，基本的な描出技術を習得できるように編集してある。筆者自身がこれまでに経験したさまざまな実習型講習会資料の中から，初心者が陥りやすい問題点を自分なりに整理し，その解決方法をまとめたつもりである。

　熟練の先輩や指導者のいない施設で心エコー検査に孤軍奮闘している技師の皆さん，技師学校で十分な描出トレーニングができなかった学生さん，必要に迫られて心エコーを行わなければならない研修医の方達などに，本書がいくらかでもお役に立てたら幸いである。

　本書は，心エコー図を描出する際のポイントならびに観察すべきポイントに的を絞り，これらについて画像やイラストを「見て理解する本」である。したがって，心エコー図の判読や診断，さらに各疾患の病態やエコーの特徴などについては，本書の範囲を超えるものであり，他の成書をぜひご覧いただきたい。

　最後に，本書の刊行に当たり多くの方々のお力添えをいただいた。東京都済生会中央病院臨床検査科の大友雅子技師，藤井幸太郎技師にはポジショニングの撮影に夜遅くまで時間をいただき，まさに身体を張ったご協力に感謝申し上げる。また，佐川由加里技師以下心機能検査室技師からは多くの症例データをご提供いただいた。この場をかりて，そのご厚情に心より厚くお礼申し上げる。

2011年11月　　　　　　　　　　　　　　　　　　　　　　　　　　　　　　著者

目次

1. 超音波診断装置と装置の設定　　1

2. 探触子（probe）　　11

3. 体位と検者のポジショニング　　17

4. 傍胸骨アプローチ　　27

5. 心尖部アプローチ　　65

6. その他のアプローチ　　85

7. 心腔計測　　99

8. ドプラ法　　113

付録　ルーチンの流れ　　135

本書は「ビギナーズのためのパピコガイド　心エコー撮像必携」（診断と治療社　2005年12月20日発行）を株式会社 ヌンクの企画により再編集したものです．

1. 超音波診断装置―装置の設定

A	超音波診断装置	**2**
B	操作パネル	**4**
C	適正な画像	**10**

2 A. 超音波診断装置

▷ 心臓用の超音波診断装置には，汎用機（超音波全般の検査が可能な機器）と心臓・血管専用機器がある。
▷ ルーチンを記録する上での基本操作は，汎用機，専用機ともに，さほど大きな違いはない。
▷ 個々の被検者に合わせたゲイン設定が必要であり，鮮明な画像の記録には頻繁に機器の設定を調整する必要がある。

各種メーカーの機器
▷ 各メーカーにより機種の形状，操作部のレイアウトなどが異なる。

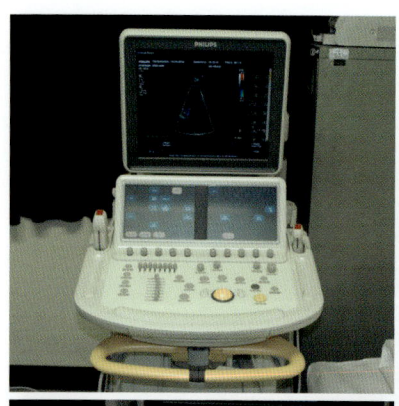

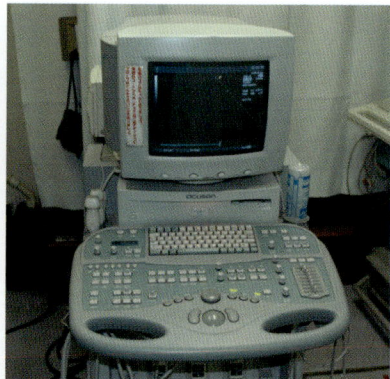

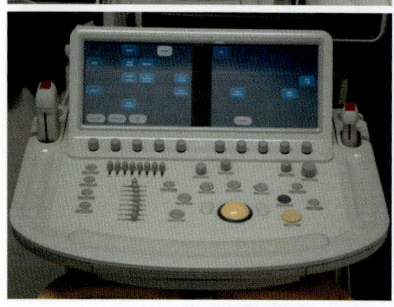

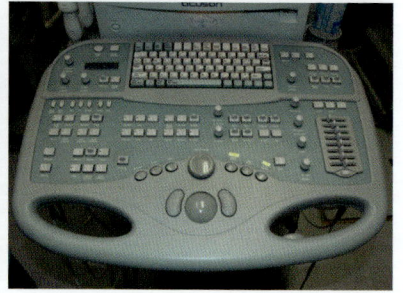

Philips 社製　iE33　　　　　　　**SIEMENS 社製　Sequoia c215**

A. 超音波診断装置

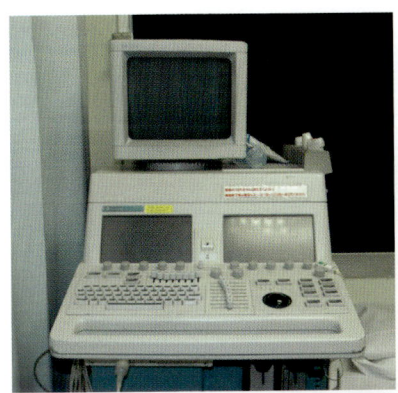

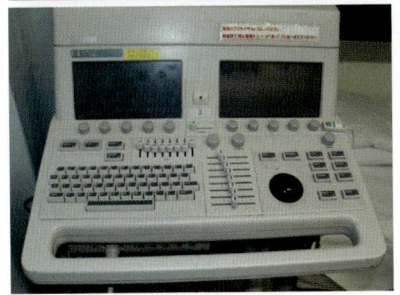

Philips 社製　Sonos 2500

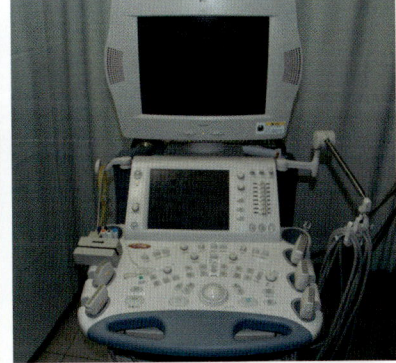

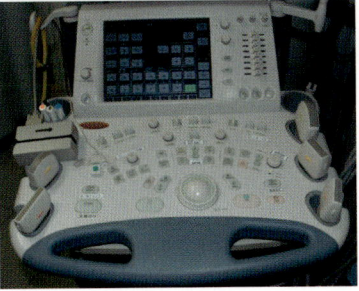

東芝製　Aplio

4　B. 操作パネル

▷ 機器により操作パネルのレイアウトはさまざまである。
▷ 基本的な操作ボタン
　ゲイン調整（TGC，LGC等），視野深度変更ノブ，フォーカス設定ノブ，各種モード変更ボタン，各モードの設定ノブなどである。
▷ 各機器によって特徴があるため，購入する際などは操作パネルの使い勝手にも配慮が大切である。

Philips社製　iE33の例

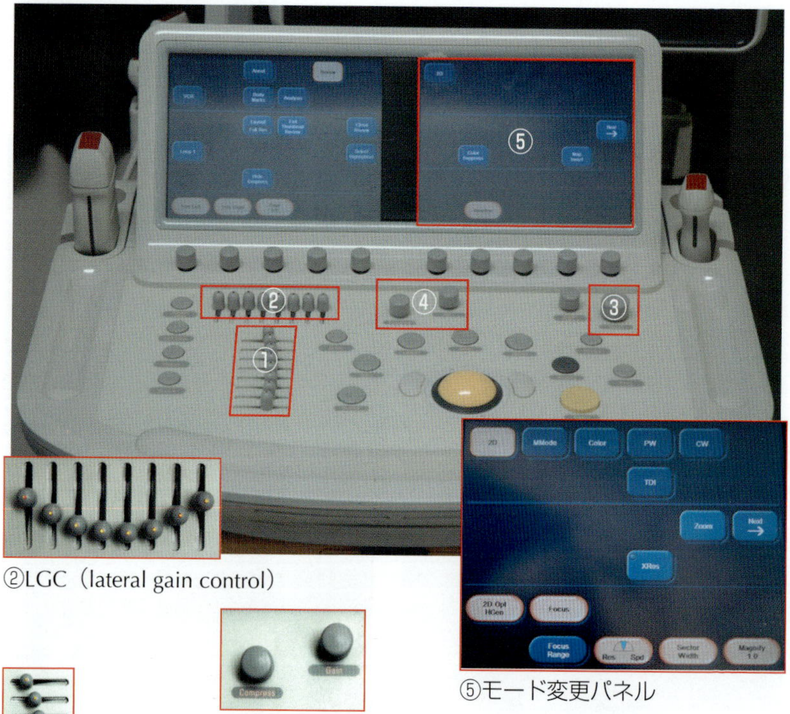

②LGC（lateral gain control）

⑤モード変更パネル

④ゲイン（gain）と
ダイナミックレンジ
（dynamic range：compress）

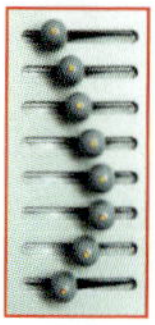

①TGC（time gain compenastion）

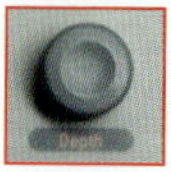

③depth（視野深度）

B. 操作パネル

頻繁に調整が必要な"つまみ"

TGC（time gain compensation）
▷ 機器によってはSTC（sensitivity time control）とも呼ぶ。
▷ 深さ方向の増幅度を調整するつまみ。

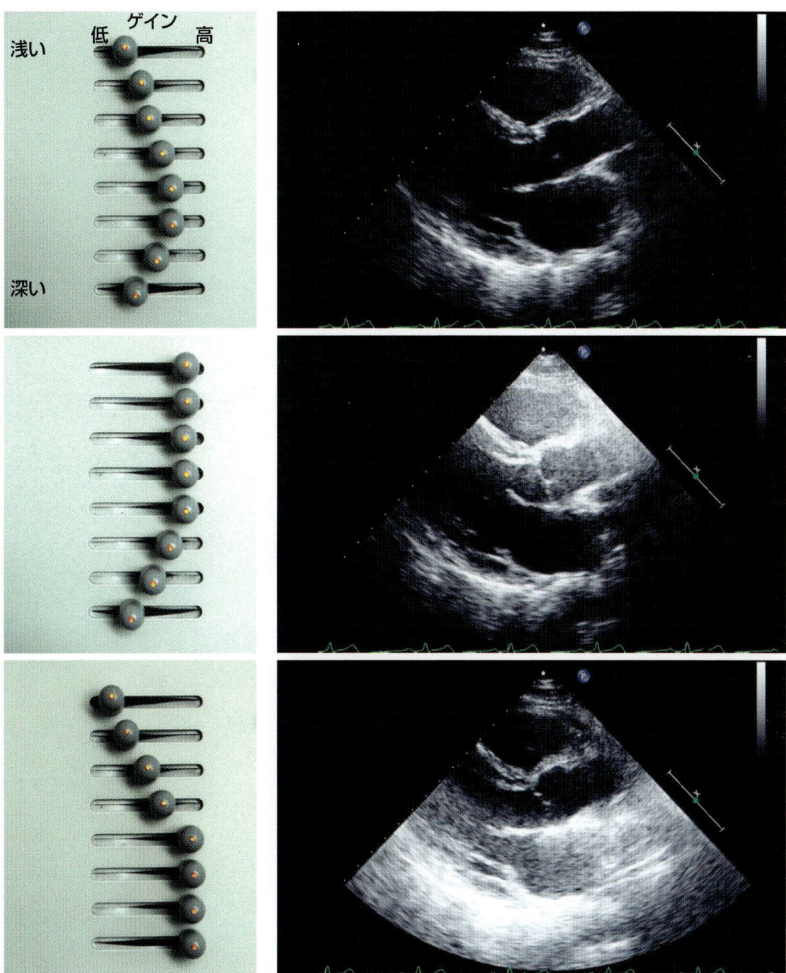

B. 操作パネル

LGC（lateral gain control）

▷ 機器によって装備されている場合がある。
▷ TGCの深さ方向のゲイン調整に対し横方向の増幅度を調整する。

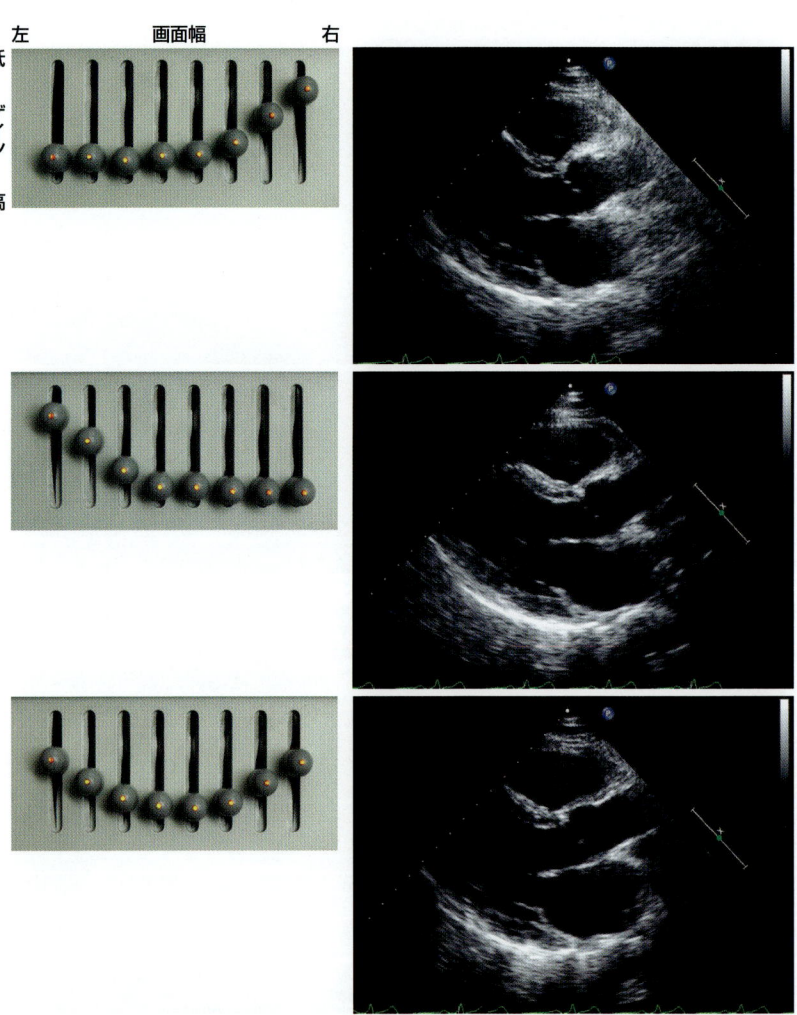

B. 操作パネル

Depth（視野深度）
▷ 画像を表示する深さを設定するつまみ。

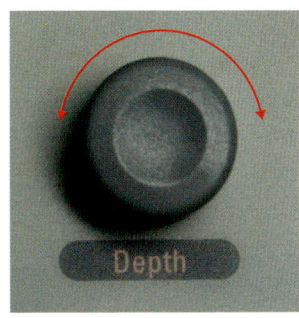

a：視野深度　［深］

b：視野深度　［適］

c：視野深度　［浅］

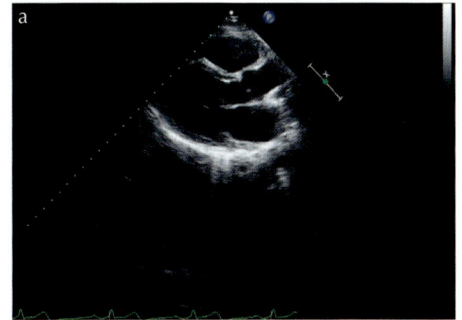

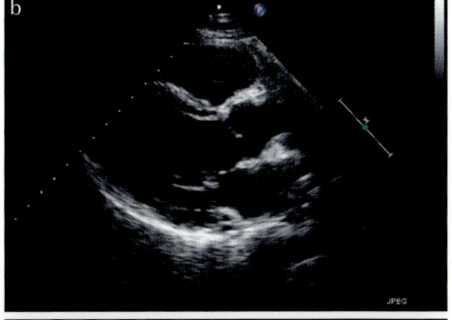

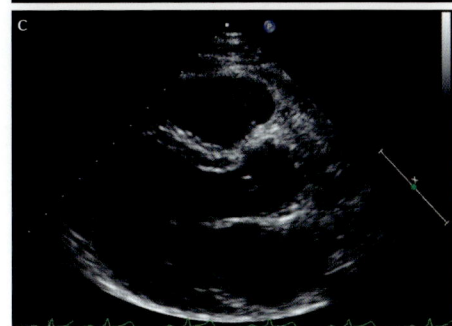

B. 操作パネル

ゲイン（gain）
▷ 画像全体の増幅度を調整するつまみ。

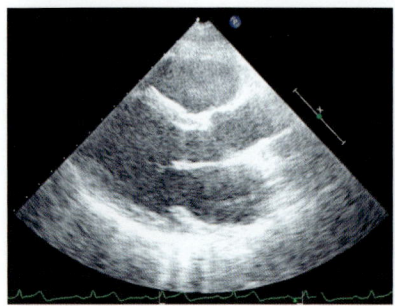

高ゲイン　　　　　　　　低ゲイン

ダイナミックレンジ（dynamic range）
▷ 機器によってはcompressとも呼ぶ。
▷ 表示する反射波の幅を設定するつまみ。
▷ ダイナミックレンジを高くすると弱い信号から強い信号まで表示し，ダイナミックレンジを低くすると表示される反射波の信号は少なくなる。

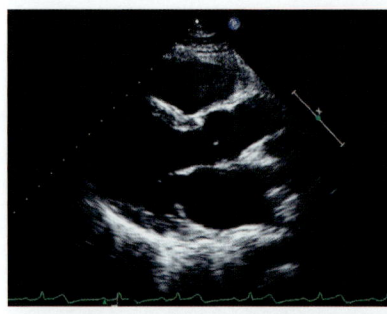 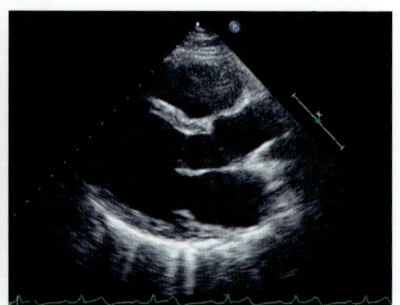

ダイナミックレンジ（低）　　　　　**ダイナミックレンジ（高）**
全体的に"かたい"画質になる　　　　全体的に"やわらかい"画質になる

フォーカス (focus)

▷ 観察したい部位にフォーカスを合わせる。

▷ フォーカス点が距離分解能，方位分解能の一番良い状態にあり，詳細に見たい部分に合っていると，画像のクオリティが向上する。

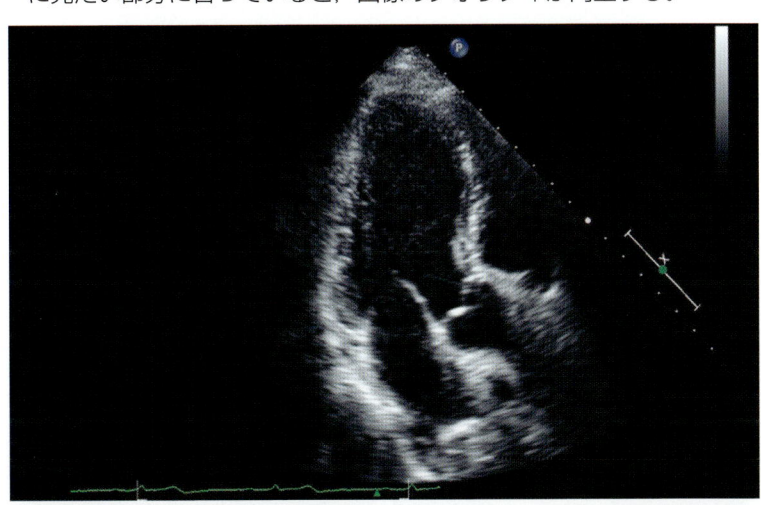

▷ 心尖部にフォーカスを合わせると，心内膜がより明瞭に描出される。

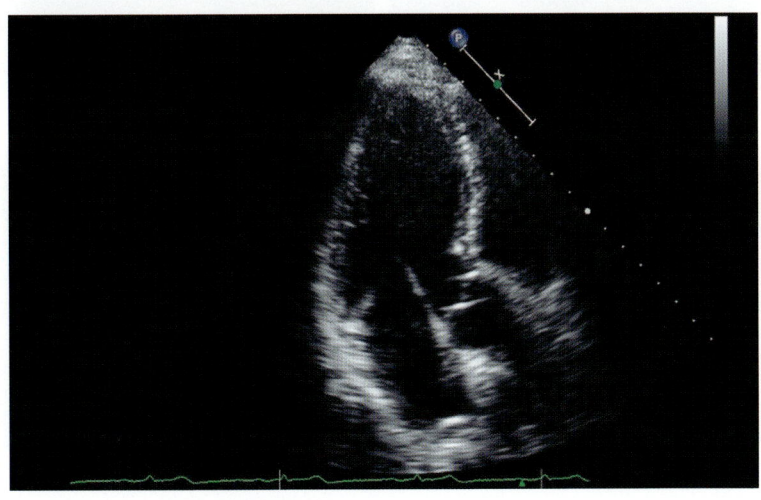

C. 適正な画像

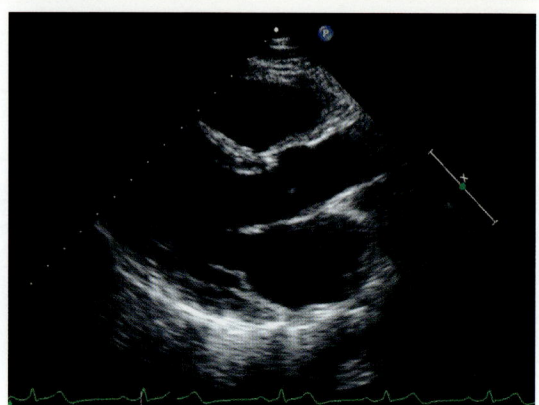

適正な画像

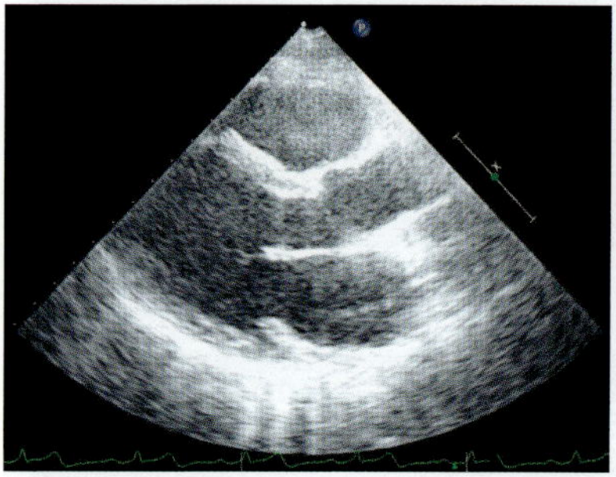

全体が高ゲイン

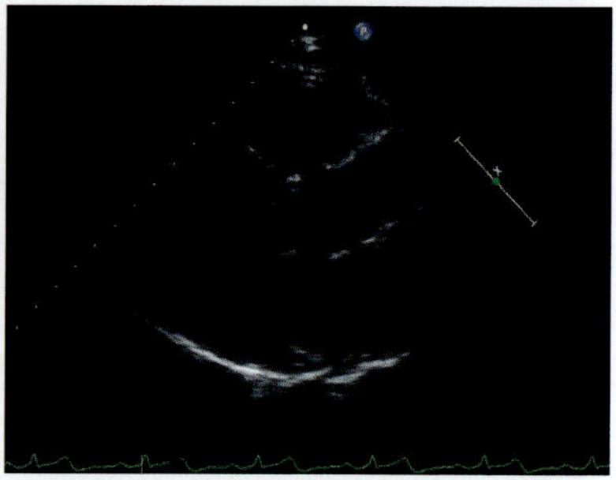

全体が低ゲイン

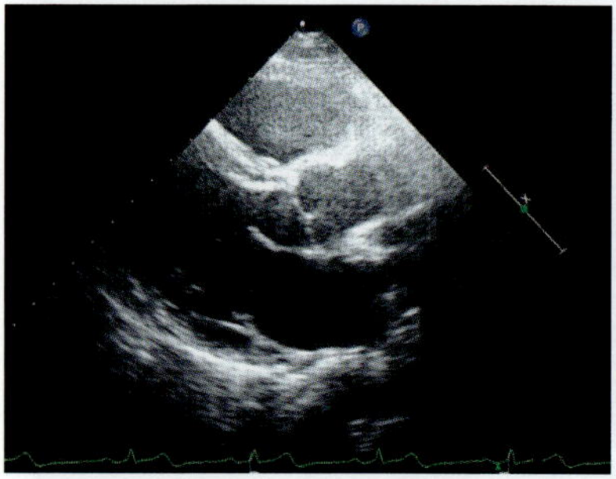

近位部ゲインが高い

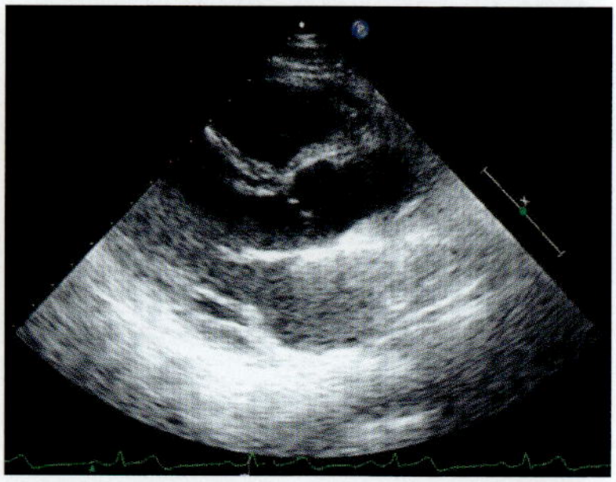

遠位部ゲインが高い

2. 探触子 (probe)

A	探触子の選択と取扱	**12**
B	ハーモニック法	**13**
C	探触子の持ち方	**14**
D	探触子の走査	**15**

A. 探触子の選択と取扱

▷ 心エコー図検査には2.5～5.0MHzのセクタ型探触子を使用する。
▷ 最近の探触子は単一周波数ではなく，複数の周波数帯をもつ（広帯域）ものが主流で，1本の探触子で周波数帯を変えることができる。
▷ 一世代前の機器を使用する場合には2.5MHz，3.5MHz，5.0MHzの周波数の異なる探触子から適したものを選択する。
▷ 周波数が高いほど分解能は向上するが減衰が大きい。
▷ 小児など身体が小さい場合は高周波の探触子を用い，身体が大きく肥満体型の場合には低い周波数の探触子を用いる。

注 意

▷ 探触子は丁寧に扱う。強い衝撃や落下などには十分気をつける。
▷ 検査後は探触子に超音波ゼリーを残したまま放置しないように，ティッシュや柔らかい布などで拭き取る。
▷ 探触子表面の劣化は画像劣化の原因となる。

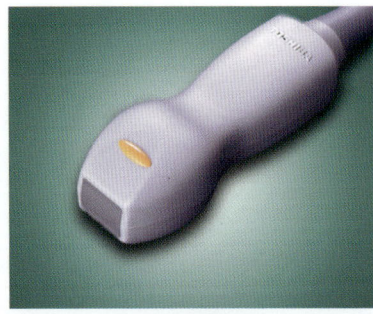

セクタ型探触子

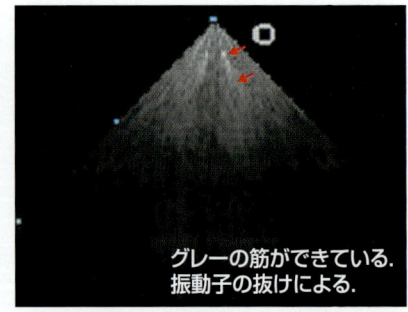

劣化した探触子による画像

B. ハーモニック法

▷ 近年の技術革新により,二次高調波を利用したハーモニック法と呼ばれる描出手法が開発されている。
▷ 物体に超音波を当てた時,その物体が起こす共振,共鳴から得られる周波数は送信周波数の整数倍であるのを利用して,受信周波数を送信周波数の整数倍に設定することで,ノイズを抑えた心腔の抜けのよい心内膜面が明瞭な画像を得ようとするものである。
▷ ファンダメンタル画像と比較しハーモニック画像では心内膜面が明瞭に描出されている(下図参照)。

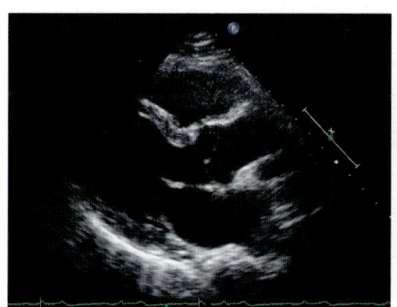
ハーモニック画像

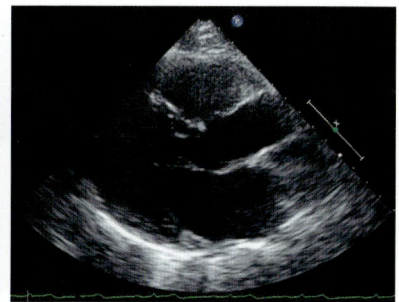
ファンダメンタル画像

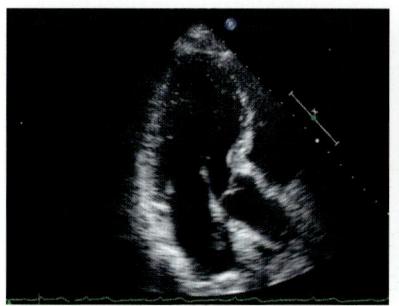
ハーモニック画像

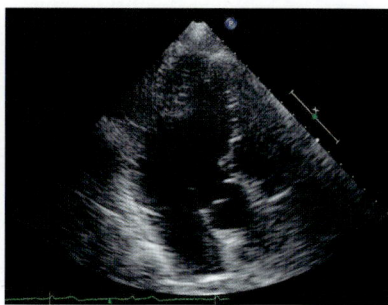
ファンダメンタル画像

14　C. 探触子の持ち方

▷ 検者のポジショニングによっても持ち方は変わる。
▷ 通常は右手に持ち，筆を持つような感覚で探触子を持つ。

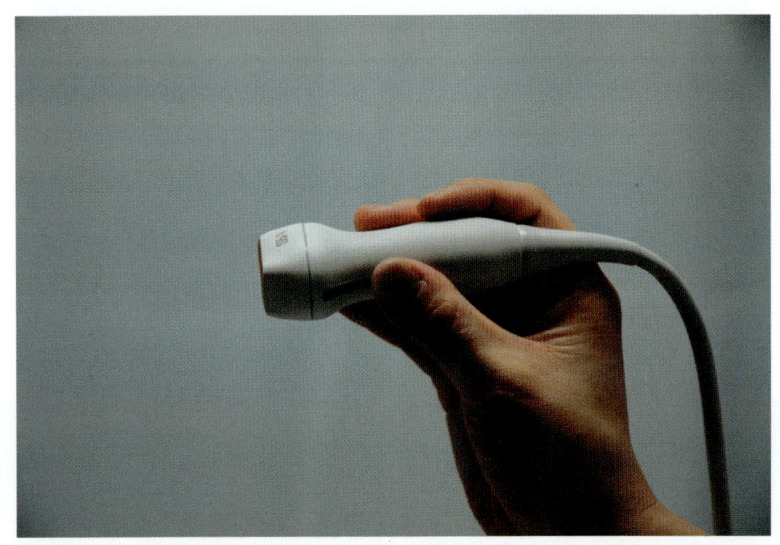

▷ 体表面に当てる際には，手がしっかり固定できるようなポジションをとる。
▷ 手の掌や指を体表に付け，探触子を持つ手をしっかりと固定する。
▷ 描出画像を画面内に保持するためには必須の技術である。

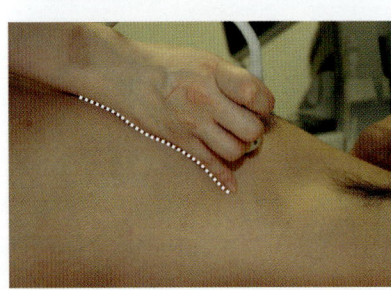 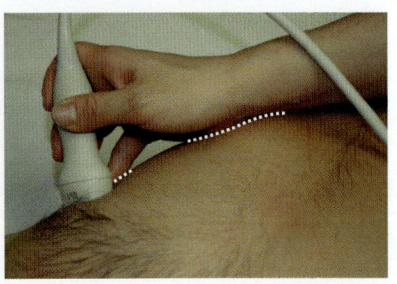

D. 探触子の走査

▷ スライド走査，回転走査，扇状走査の3パターンの走査がある。
▷ スライド走査，扇状走査には断面に水平な方向と，断面に直行する2通りの動きがある。
▷ これらをさまざまに複合させて心臓を描出する。

スライド走査

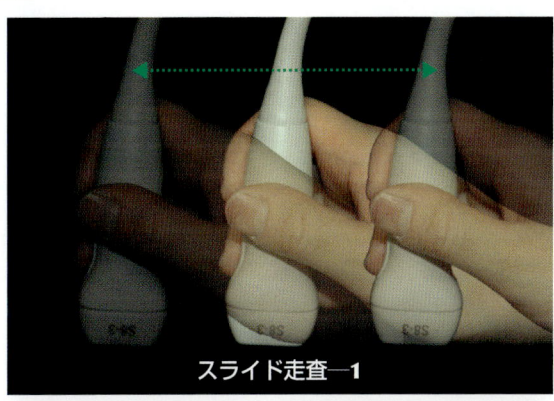

スライド走査—1

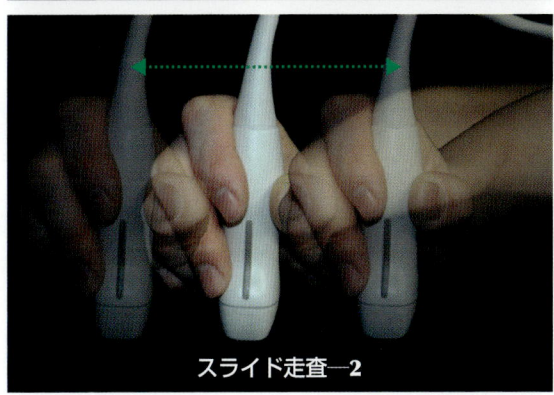

スライド走査—2

注意

▷ 肋間などをスライド走査すると肋骨を探触子が通り過ぎる間，画像が見えなくなる。

D. 探触子の走査

回転走査

▷ 回転させた時,回転軸がブレないように注意する。

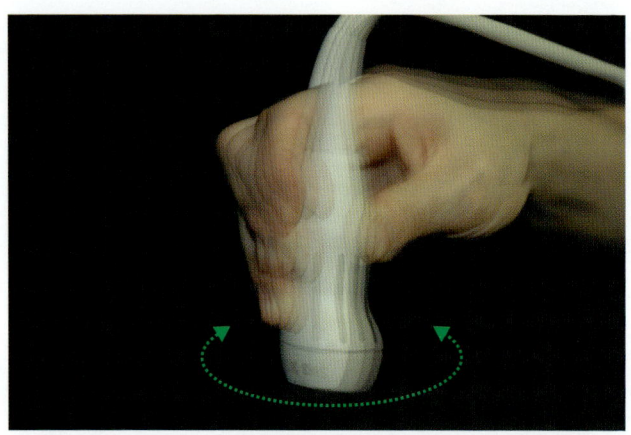

回転走査

扇状走査

▷ 傾けすぎると体表との接地が悪く,画像が見えにくくなる。

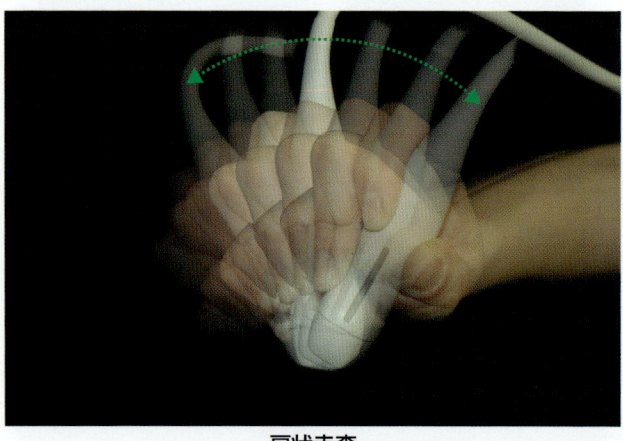

扇状走査

3. 被検者の体位と検者のポジショニング

A	被検者の体位	18
B	検者のポジショニング	22

A. 被検者の体位

▷ 心エコーでは肺の影響を避け，明瞭な断層像を得るために，アプローチする部位により被検者にさまざまな体位をとってもらう。

左側臥位

▷ 胸骨左縁アプローチ時に利用する体位。
▷ ポイントは胸を張るようにすることと，被検者の左肘をできるだけ挙上させること。
▷ できるだけ肋間を広くすることが大切である。

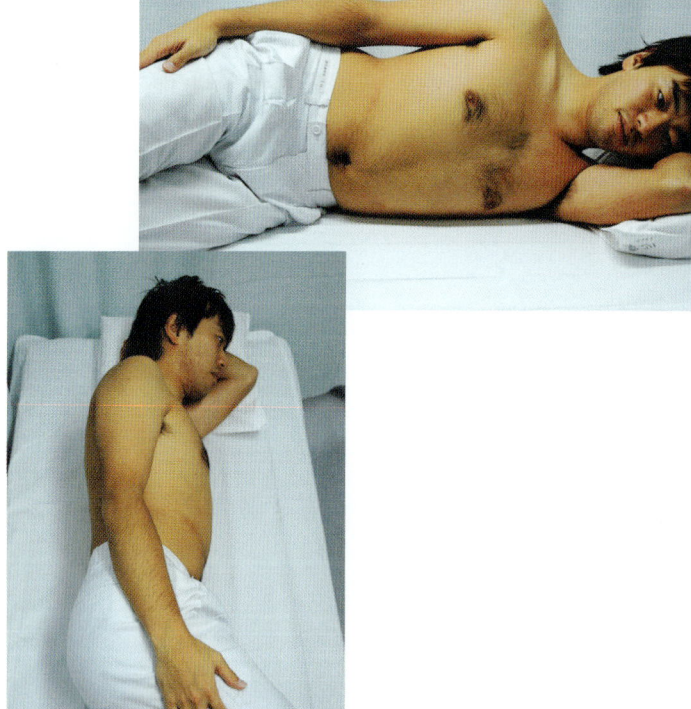

A. 被検者の体位

左半側臥位

▷ 心尖部からのアプローチで使用する体位
▷ ポイントは胸骨左縁長軸像と同じように胸を張り，左肘をなるべく挙上させ肋間を広くとるように工夫することと，探触子のとり回しができる程度の半側臥位にすることである。
▷ この体位は被検者の腰に負担がかかるため，腰の悪い方などには背中にクッションなどを入れて，もたれられるようにするなどの工夫も必要である。

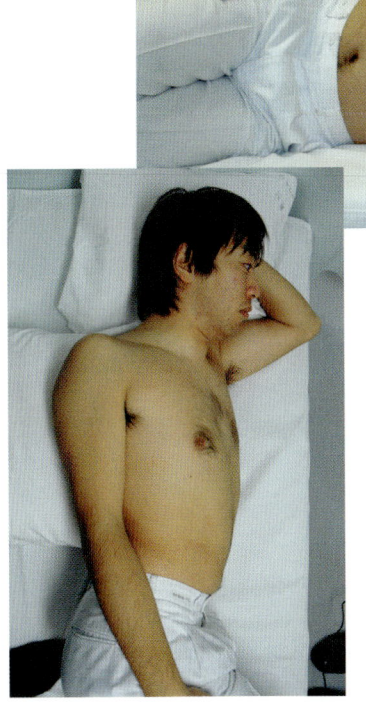

A. 被検者の体位

仰臥位

▷ 心窩部アプローチ時に利用する体位
▷ ポイントは膝を立てることで，腹筋の緊張を和らげ，探触子が押し込みやすくなる。

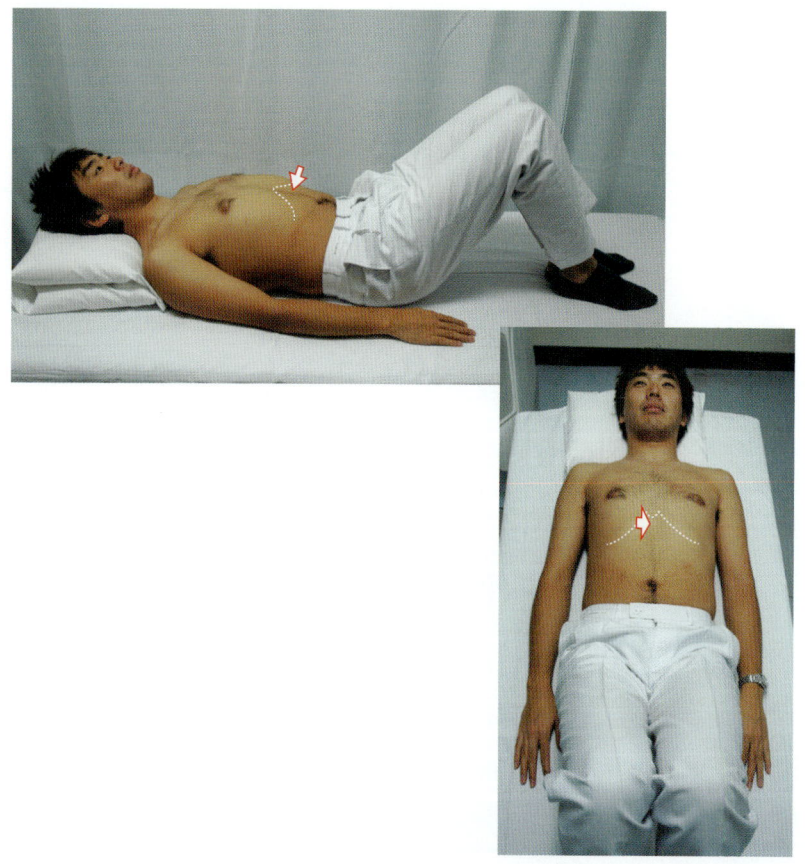

仰臥位（枕なし）

▷ ルーチンではほとんど使用しない。
▷ 大動脈解離や胸部大動脈瘤などの疾患がある場合に用いられることがある。
▷ 上行大動脈，大動脈弓部，左鎖骨下動脈，左総頸動脈，右腕頭動脈などの観察などに用いる。枕をはずし，被検者の顔を右上に向ける。

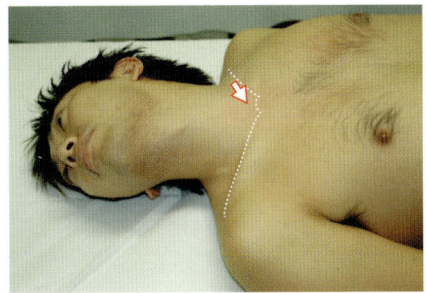

右側臥位

▷ 通常のルーチン検査で使用することはほとんどない。
▷ 大動脈弁狭窄症や心房中隔欠損症など疾患がある場合，狭窄弁通過血流を見たい場合や心房レベルでのシャントを観察したい時に用いる。
▷ 左側臥位と同様に胸を張るようにし，右ひじを挙上させることがポイントである。

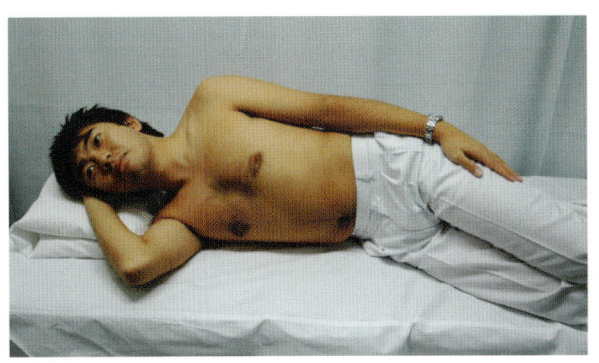

B. 検者のポジショニング

胸骨左縁アプローチ

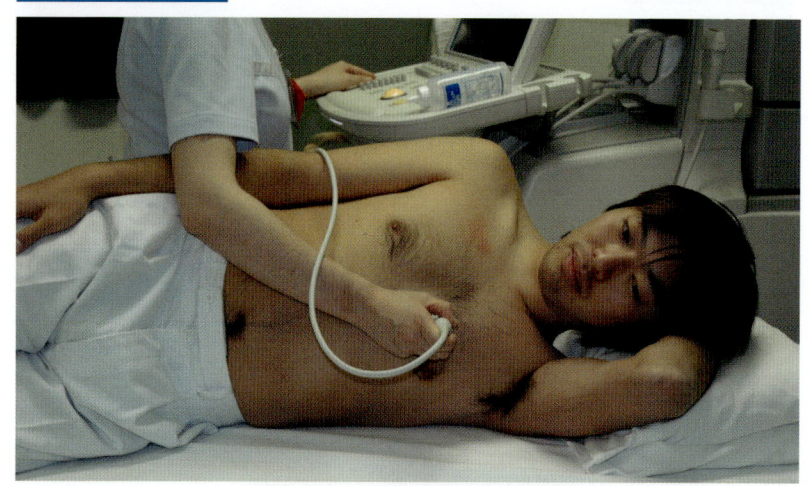

患者正面から見たポジショニング

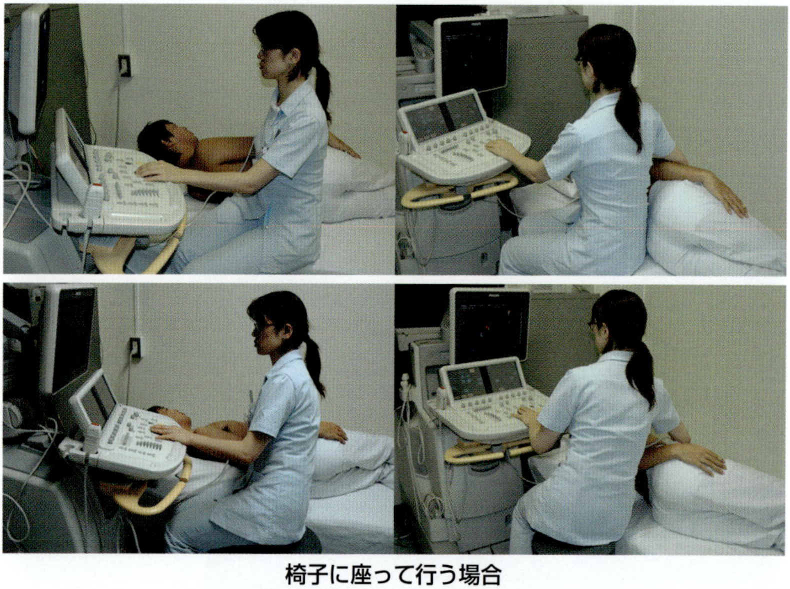

椅子に座って行う場合

B. 検者のポジショニング

心尖部アプローチ

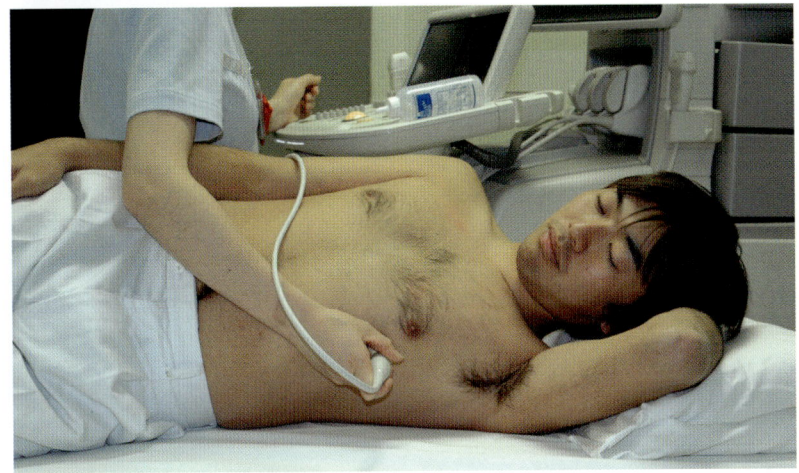

患者正面から見たポジショニング

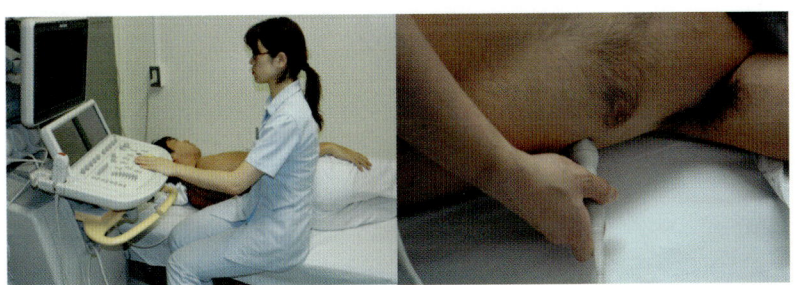

ケーブルをうまくさばいて作業をスムーズに

24　B. 検者のポジショニング

剣状突起下アプローチ

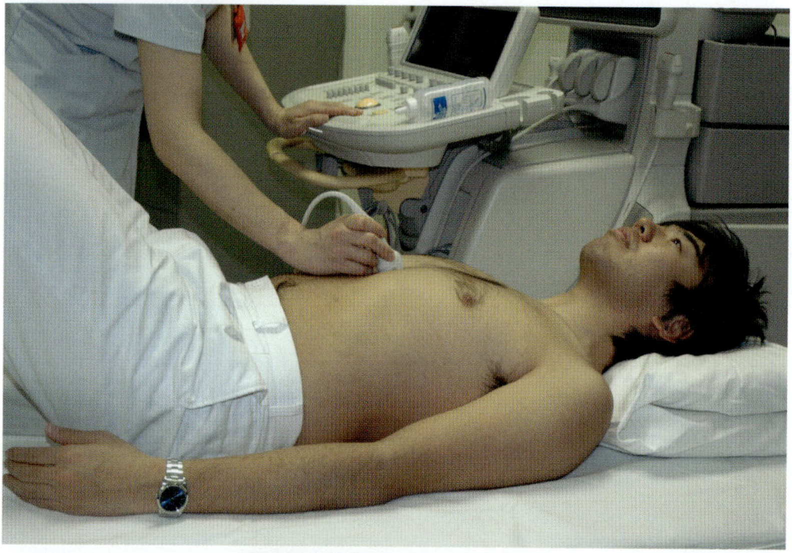

患者側から見たポジショニング

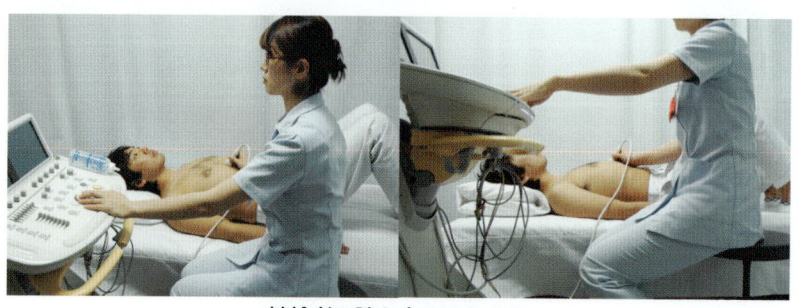

被検者の膝を立ててもらう

B. 検者のポジショニング

胸骨上窩アプローチ

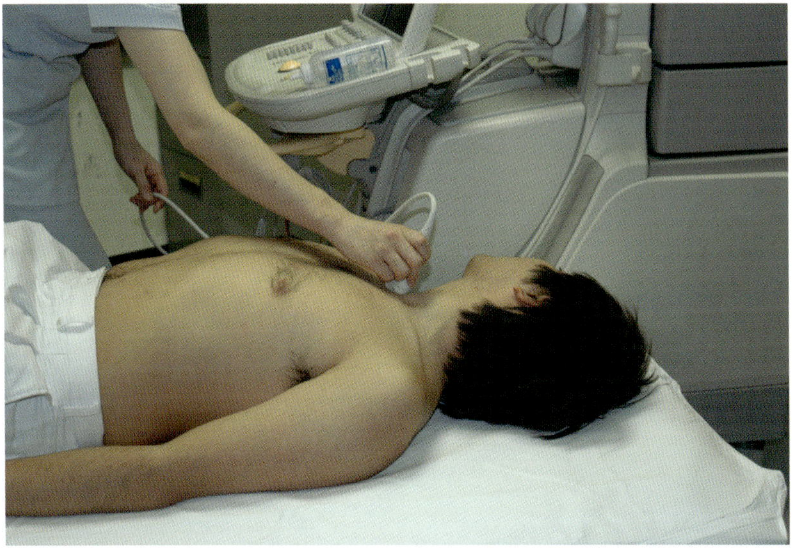

患者側から見たポジショニング

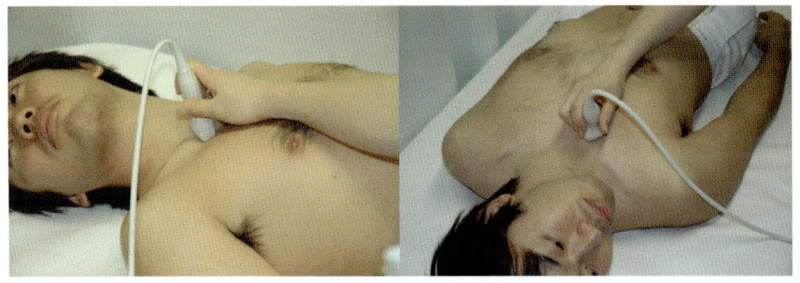

B. 検者のポジショニング

胸骨右縁アプローチ

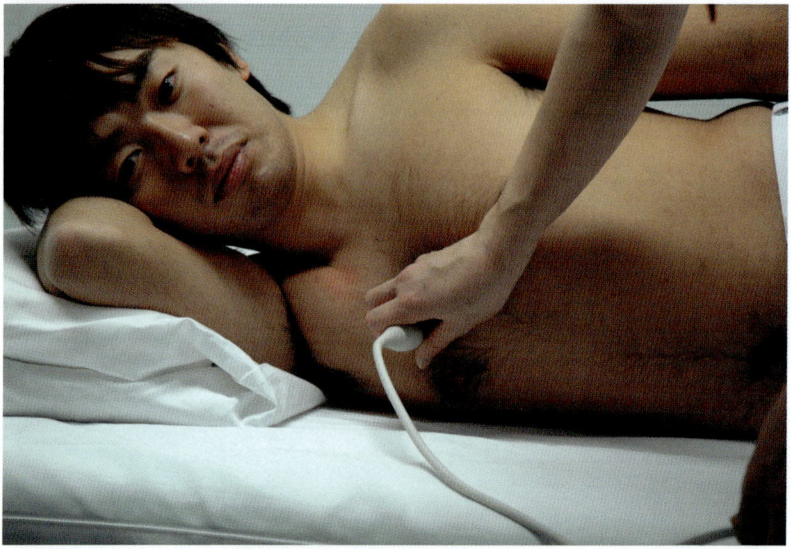

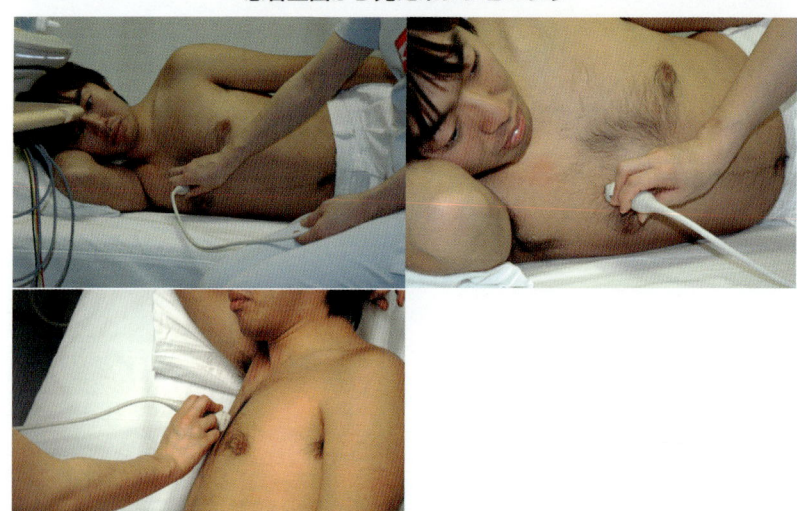

患者正面から見たポジショニング

4. 傍胸骨アプローチ

A	傍胸骨左室長軸像（Parasternal long axis view）	28
B	傍胸骨左室短軸像（Parasternal short axis view）	40
C	傍胸骨右室流入路像（Parasternal RV inflow view）	58
D	傍胸骨右室流出路像（Parasternal RV outlow view）	60
E	右室流入・流出路の位置関係	62

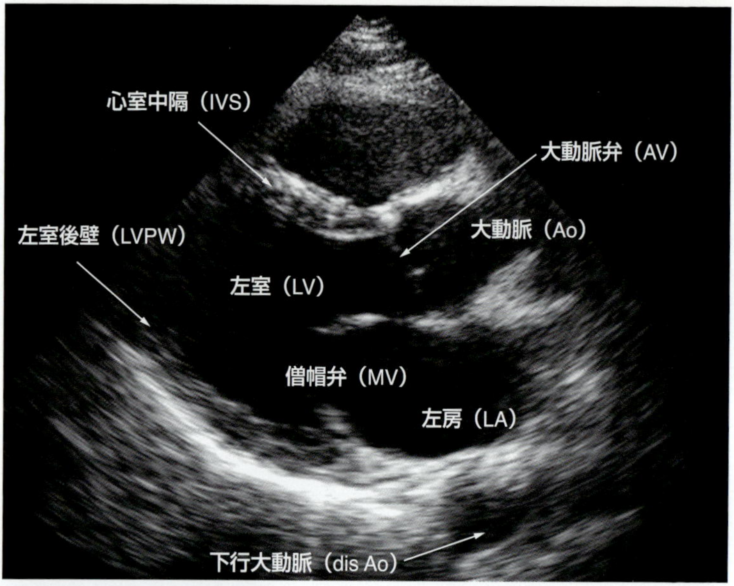

A. 傍胸骨左室長軸像（Parasternal long axis view）

心室中隔（IVS）
大動脈弁（AV）
大動脈（Ao）
左室後壁（LVPW）
左室（LV）
僧帽弁（MV）
左房（LA）
下行大動脈（dis Ao）

適正画像のチェックポイント

▷ 大動脈前壁と心室中隔右室面が探触子（扇型の頂点）から等距離に位置する。
▷ 僧帽弁を画面の中央に描出する。
▷ 左室内腔，大動脈内腔が最大となるように描出する。

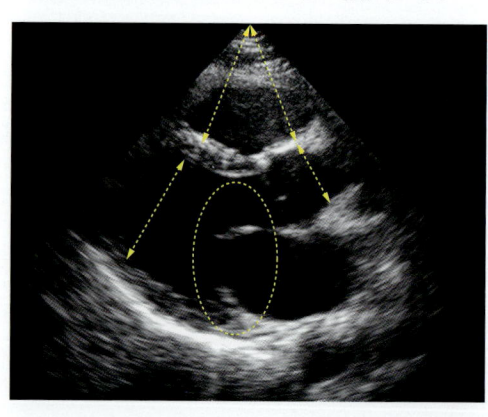

A. 傍胸骨左室長軸像 (Parasternal long axis view)

探触子の位置

▷ 第3～第4肋間胸骨左縁に，胸骨に対し約45～60°の角度で，探触子のマーカーが被検者の右肩を向くように探触子を置く。

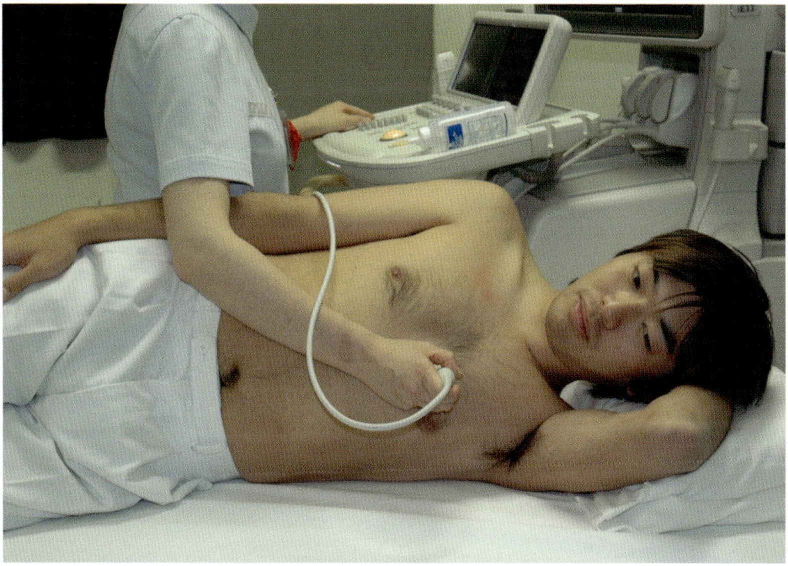

患者正面から見たポジショニング

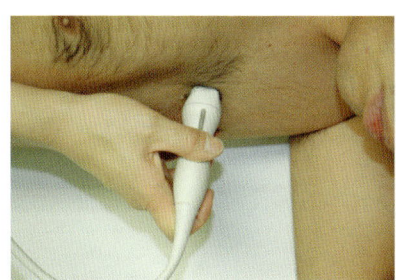
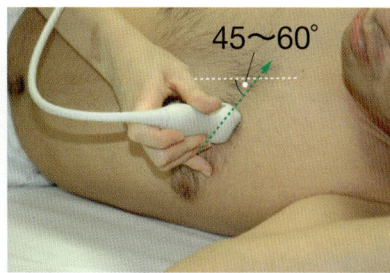

A. 傍胸骨左室長軸像（Parasternal long axis view）

描出の悪い例
▷ 下に示したような例では，探触子の胸骨縁からの距離が問題な場合（下図①，②）と，探触子を置く肋間が問題な場合（下図③，④）の，2通りの原因が考えられる。

胸骨縁からの距離が問題な場合

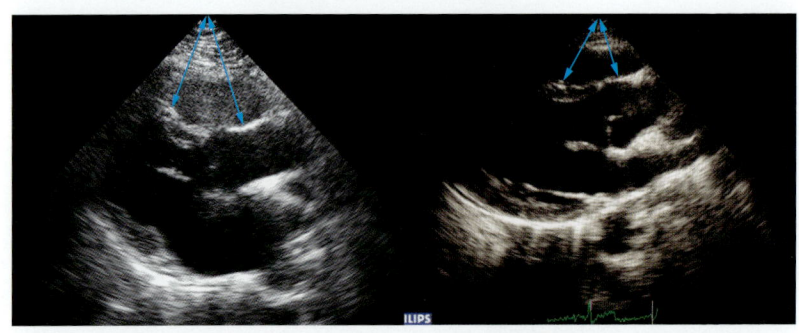

①大動脈が下がっている―1　　②大動脈が上がっている―1

探触子を置く肋間が問題な場合

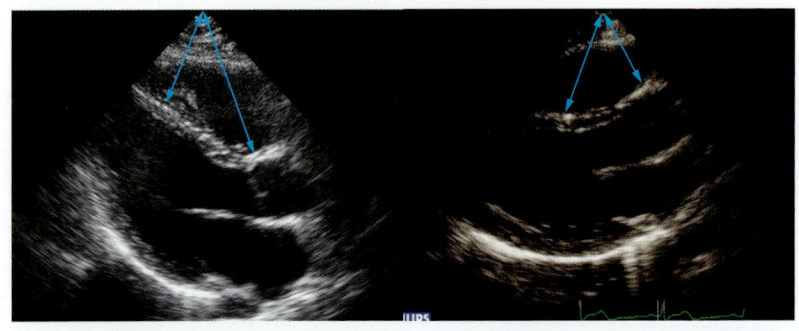

③大動脈が下がっている―2　　④大動脈が上がっている―2

A. 傍胸骨左室長軸像（Parasternal long axis view）

胸骨縁からの距離が問題な場合

① **探触子が胸骨縁から遠ざかっている場合（大動脈が下がっている—1）**
▷ 同一肋間上で探触子をわずかに胸骨に寄せる（探触子の体表に対する角度は変えない）。

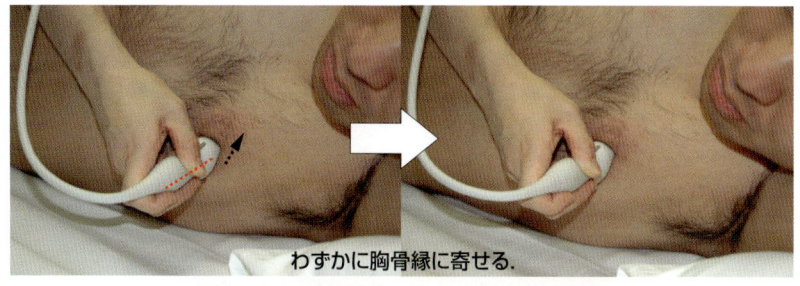

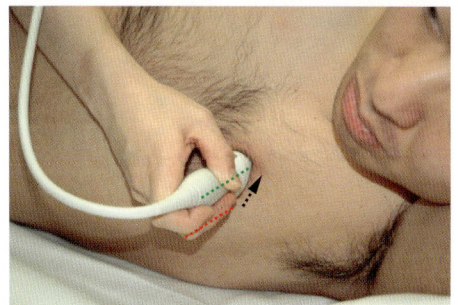

わずかに胸骨縁に寄せる．

正しい長軸像を捉える

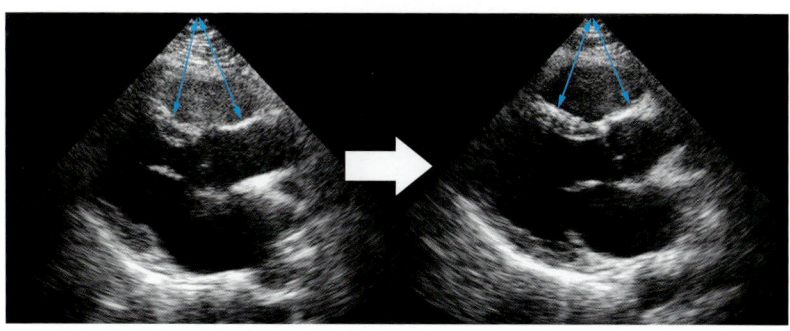

大動脈が下がった長軸　　　　　　　　　正しい長軸像へ

A. 傍胸骨左室長軸像（Parasternal long axis view）

② 探触子が胸骨縁に近すぎる場合（大動脈が上がっている─**1**）
▷ 同一肋間上で探触子をわずかに胸骨縁から離す（探触子の体表に対する角度は変えない）。

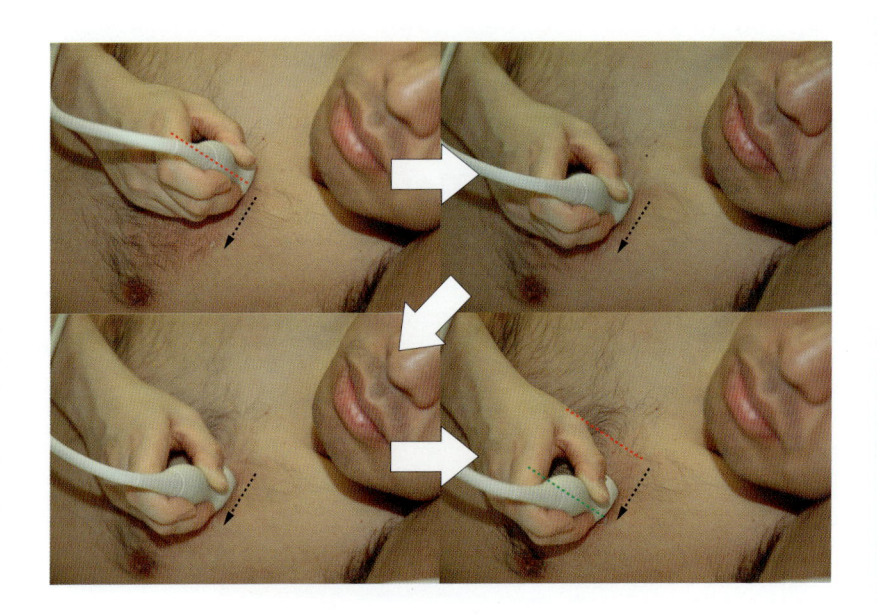

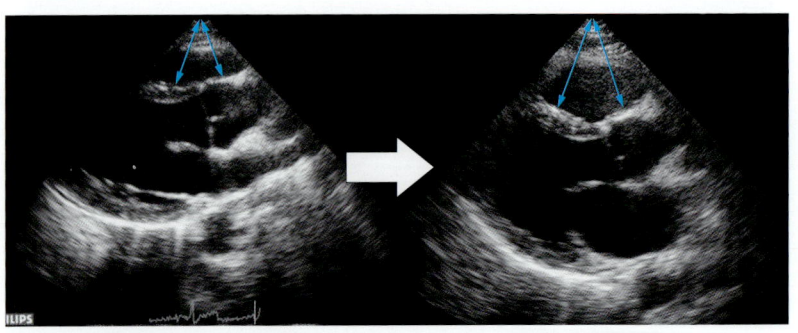

大動脈が上がった長軸　　　　　　　　　正しい長軸像へ

A. 傍胸骨左室長軸像（Parasternal long axis view）

探触子を置く肋間が問題な場合

③ 探触子が1肋間下に位置している場合（大動脈が下がっている―2）

▷ 肋間を上げる場合，胸骨からの距離は維持したまま探触子をわずかに頭側へ倒す。

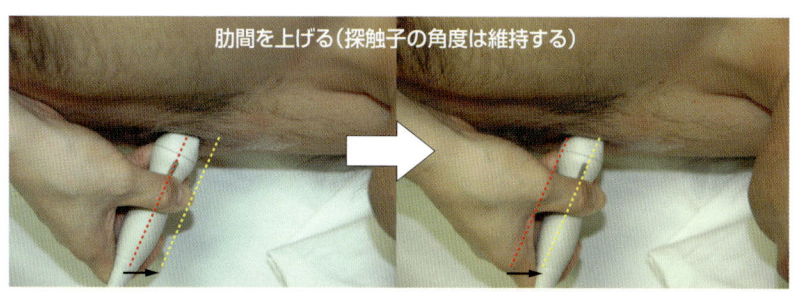

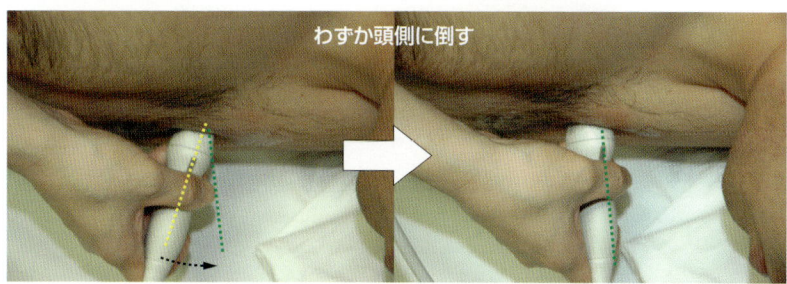

肋間を上げる（探触子の角度は維持する）

わずか頭側に倒す

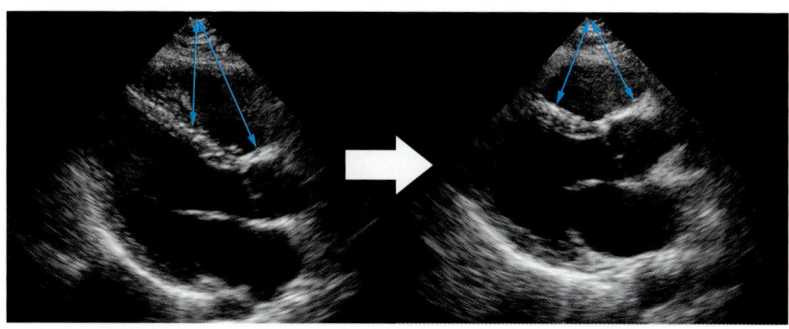

大動脈が下がった長軸 　　　　　　　　　正しい長軸像へ

A. 傍胸骨左室長軸像（Parasternal long axis view）

④ **探触子が上の肋間に位置している場合（大動脈が上がっている—2）**
▷ 肋間を下げる場合，胸骨からの距離は維持したまま探触子をわずかに足側へ倒す．

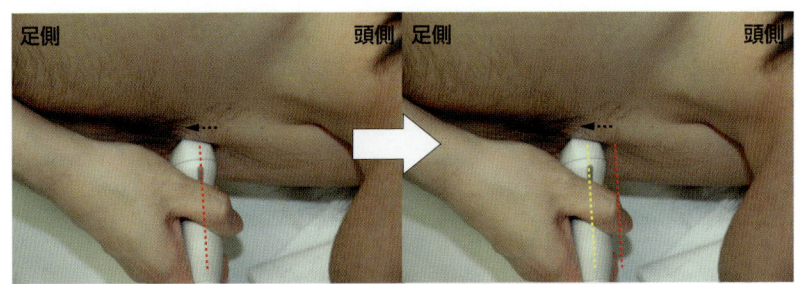

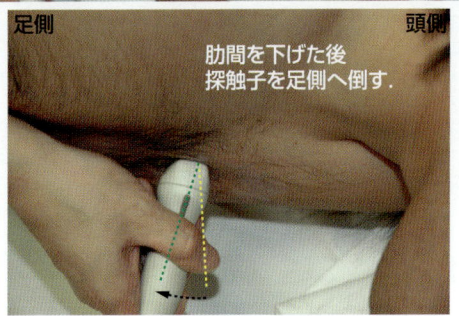

肋間を下げた後
探触子を足側へ倒す．

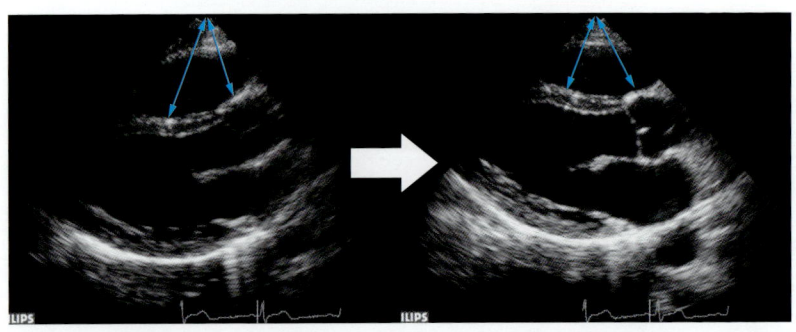

大動脈が上がった長軸　　　　　　　　正しい長軸像へ

A. 傍胸骨左室長軸像（Parasternal long axis view）

▷ 肋間が下がっている（上がっている）場合，単純に肋間を平行に上げるだけでは心臓は描出されない。

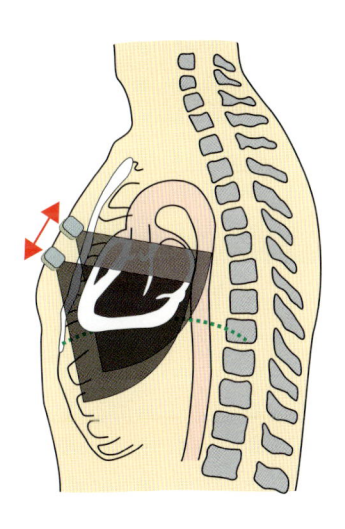

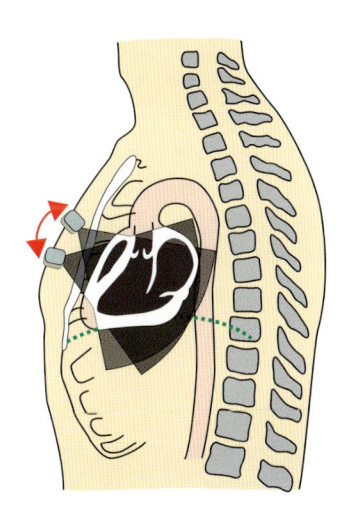

▷ 上図のように，単純に探触子を水平に動かしても心臓の位置は変わらないため，肋間が異なる位置で心臓が描出されていたら，肋間を移動した時には少しビームを足側（肋間を下げた場合）ないし頭側（肋間を上げた場合）に傾ける。

A. 傍胸骨左室長軸像（Parasternal long axis view）

よくあるスキャン

▷ 初心者によくみられる画像として，収縮期と拡張期にそれぞれ下のような胸骨左縁長軸像（a, b）が描出されることがある。

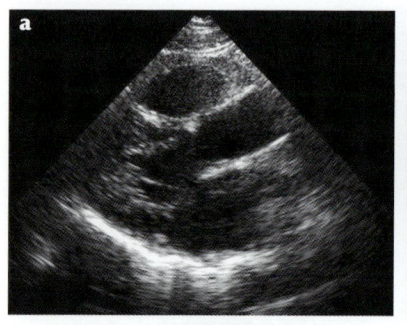

(a) 収縮期　　　　　　　　　**(b) 拡張期**

▷ これは超音波ビームが左室の長軸に正確に当たっていないことが原因である。

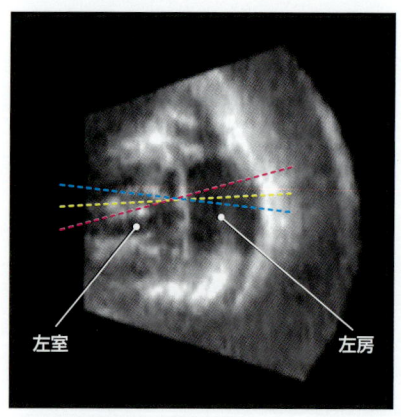

長軸像を水平面で見た画像

黄色：正しい長軸面
赤・青色：長軸面からずれている

▷ 上図の青や赤で示したラインで長軸が描出されていると，（a）や（b）のような画像が描出される。

A. 傍胸骨左室長軸像（Parasternal long axis view）

▷ 左室長軸に対し超音波の断層面が平行に入射されていないと，収縮期・拡張期において左室もしくは大動脈・左房がひしゃげた形となる。

▷ この場合，探触子の位置は変えずに探触子をわずかに時計回りまたは反時計回りに回転させる。

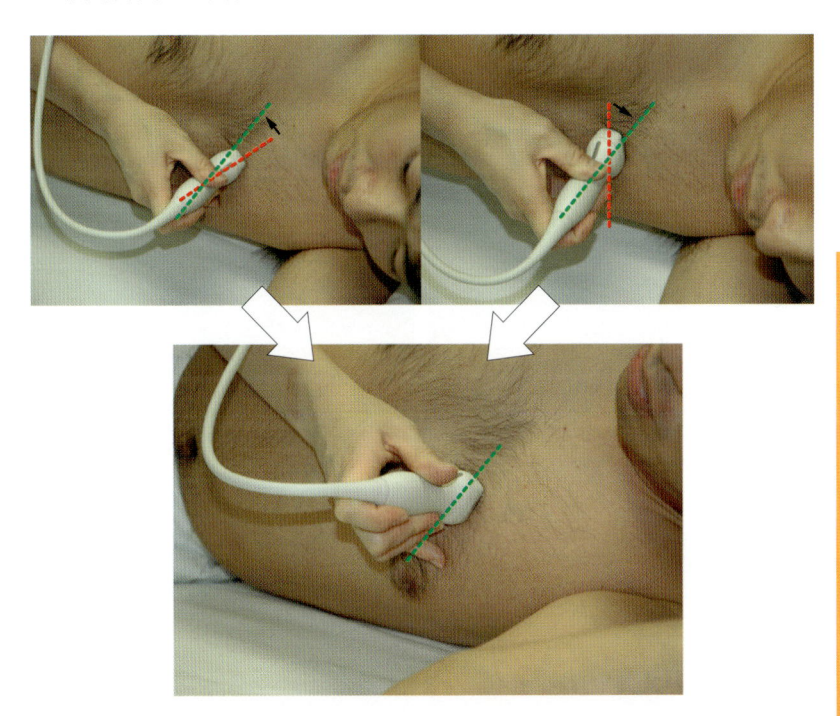

A. 傍胸骨左室長軸像（Parasternal long axis view）

観察のポイント

▷ 診断のためには傍胸骨左室長軸像の第一印象が大切である。
▷ 各心腔のバランス，壁厚，左室壁運動（左室心室中隔，左室後壁），各弁（僧帽弁，大動脈弁）を観察する。

主要な疾患の胸骨左縁長軸像

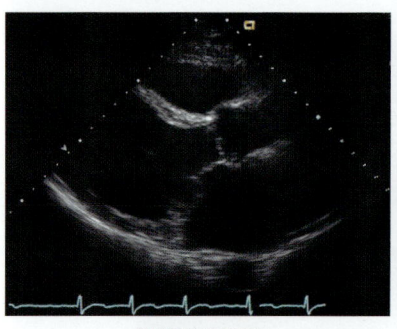

僧帽弁逸脱症

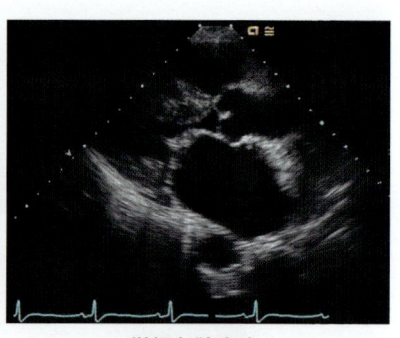

僧帽弁狭窄症

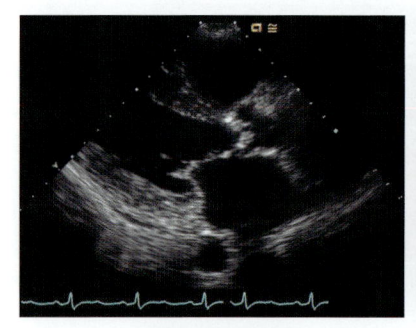

大動脈弁狭窄症

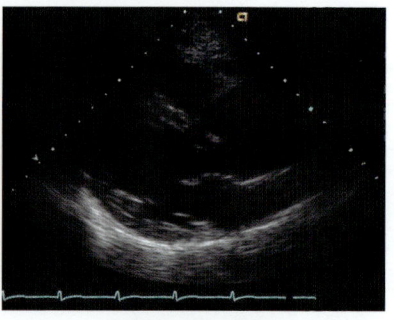

大動脈弁輪拡張症

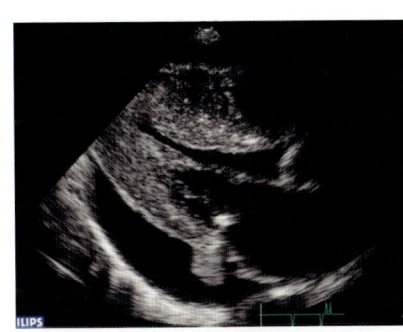

A. 傍胸骨左室長軸像（Parasternal long axis view）

肥大型心筋症

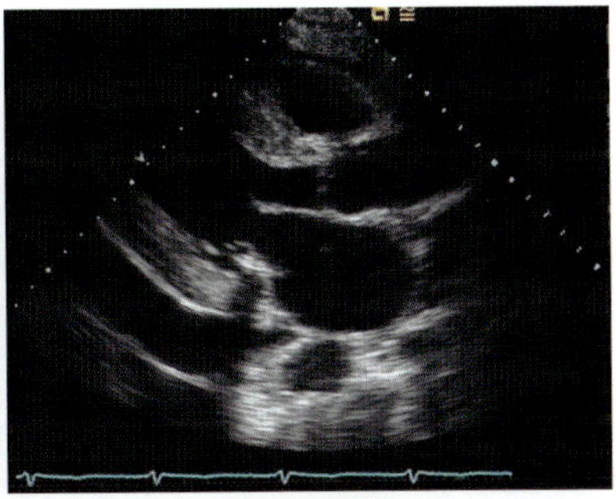

心嚢液貯留

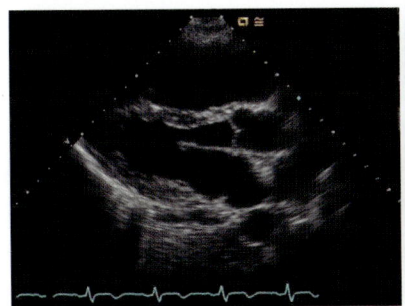

心房中隔欠損症

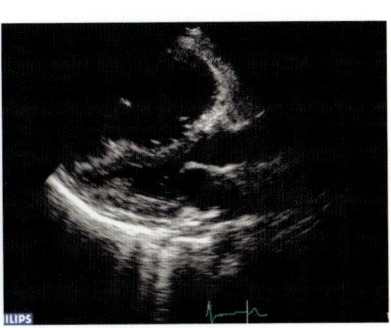

原発性肺高血圧症

B. 傍胸骨左室短軸像 (Parasternal short axis view)

大動脈弁レベル (AV level)

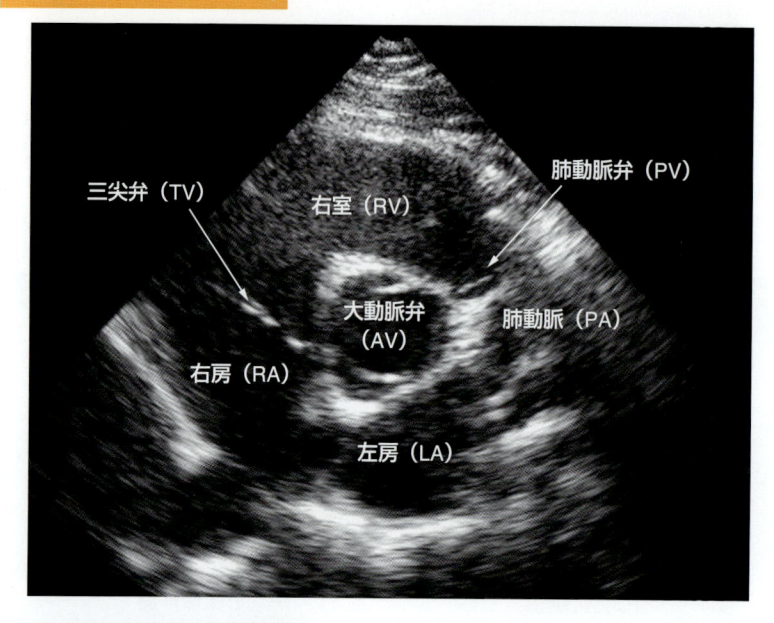

(画像内ラベル: 三尖弁 (TV), 右室 (RV), 肺動脈弁 (PV), 右房 (RA), 大動脈弁 (AV), 肺動脈 (PA), 左房 (LA))

適正画像のチェックポイント

▷ 大動脈を中心に描出する。
▷ 肺動脈の分岐まで観察する。
▷ 三尖弁,肺動脈弁を観察する場合は画面の中央に描出する。

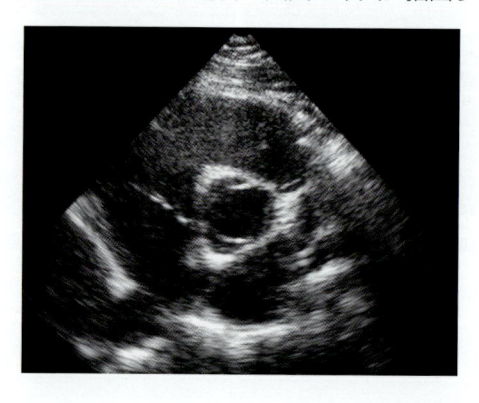

B. 傍胸骨左室短軸像（Parasternal short axis view）

探触子の位置

▷ 胸骨左延長軸像と同じ場所で，長軸像より90°時計回りに回転（探触子マーカーは被検者の左肩に向く）させ，やや頭側にビームを向ける。

▷ さらに頭側にビームを向けると，主肺動脈から肺動脈分岐部まで描出可能である。

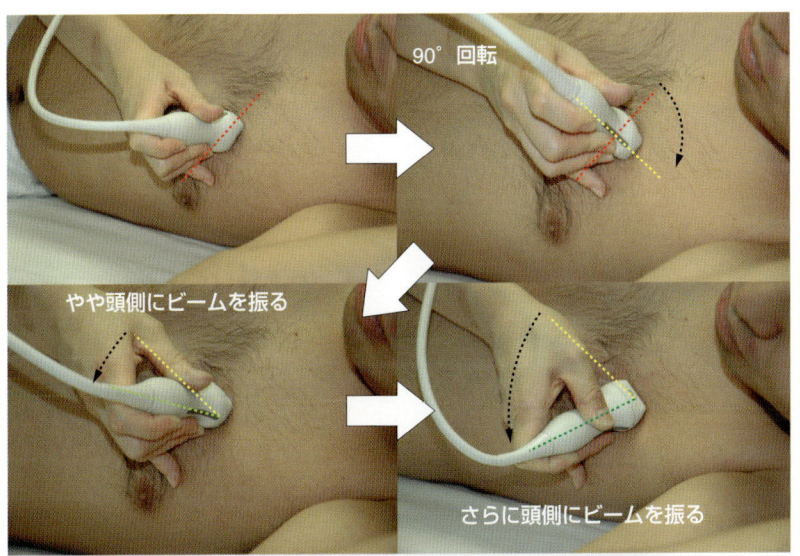

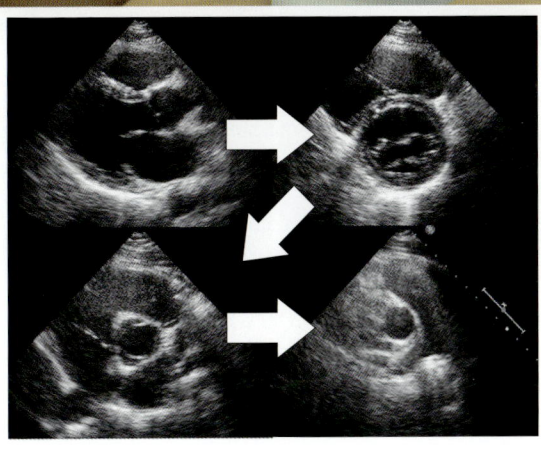

B. 傍胸骨左室短軸像（Parasternal short axis view）

観察のポイント

▷ 短軸の中で解剖学的構造物が最も多く，観察するポイントも多い。
- ▶ 大動脈の観察
- ▶ 肺動脈弁の観察
- ▶ 三尖弁の観察

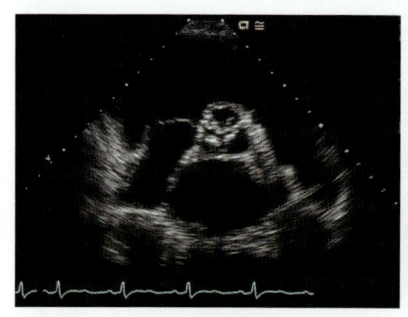

大動脈弁狭窄症

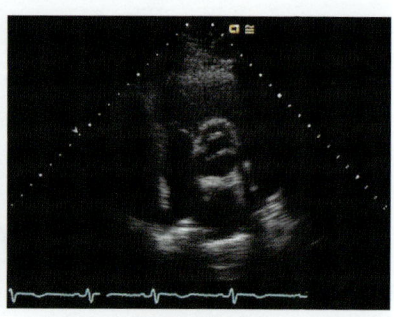

大動脈二尖弁

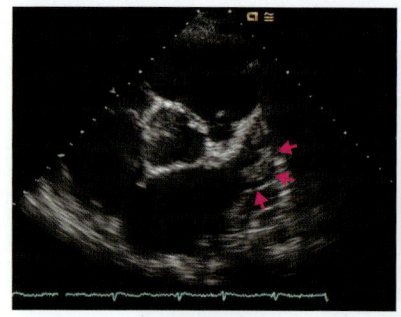

左心耳血栓

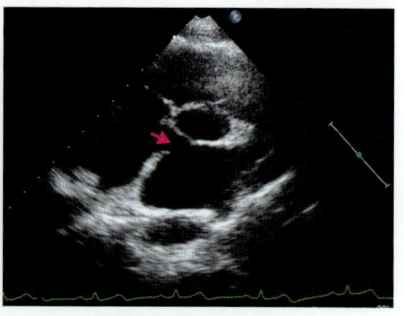

心室中隔欠損症（一次孔）

B. 傍胸骨左室短軸像（Parasternal short axis view）

▶ その他先天性心疾患の有無：
　動脈管開存症，心室中隔欠損症，心房中隔欠損症など
▶ 冠動脈起始部
▶ 左房形態・左心耳観察

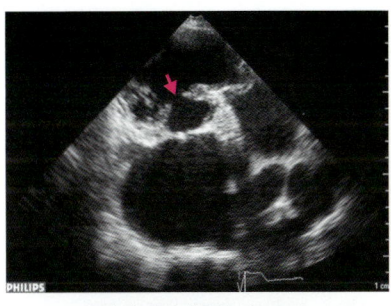

心室中隔欠損症（VSD）

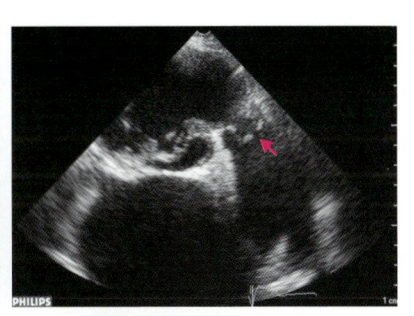

肺動脈弁狭窄症（PS）

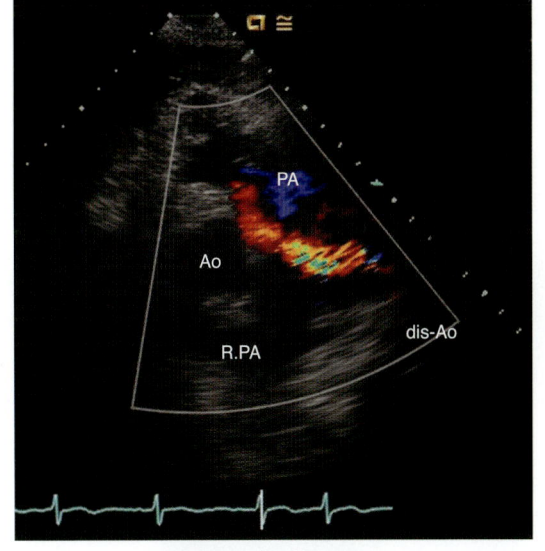

動脈管開存症（PDA）

Ao：大動脈
dis-Ao：下行大動脈
PA：肺動脈
R.PA：右肺動脈

B. 傍胸骨左室短軸像（Parasternal short axis view）

僧帽弁レベル（MV level）

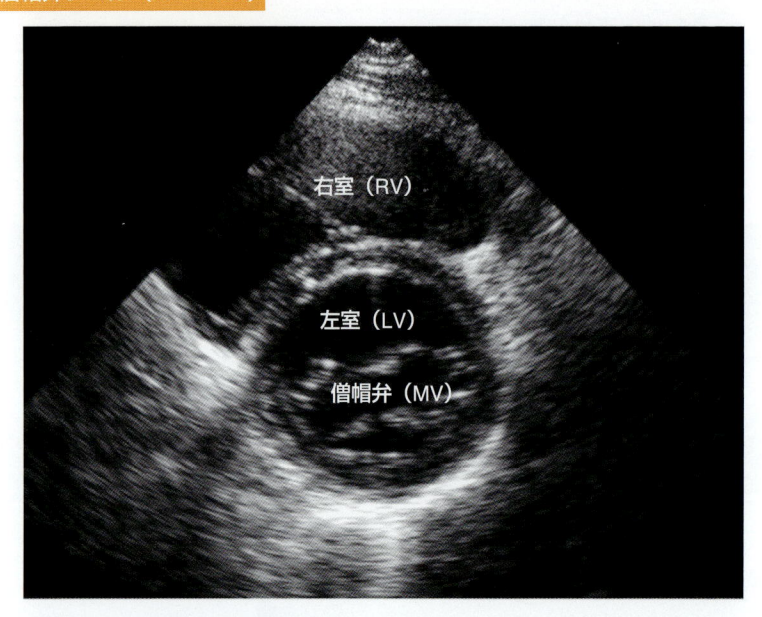

適正画像のチェックポイント
▷ 左室は正円形になるように描出する。
▷ 僧帽弁交連部の開きを均一にする。

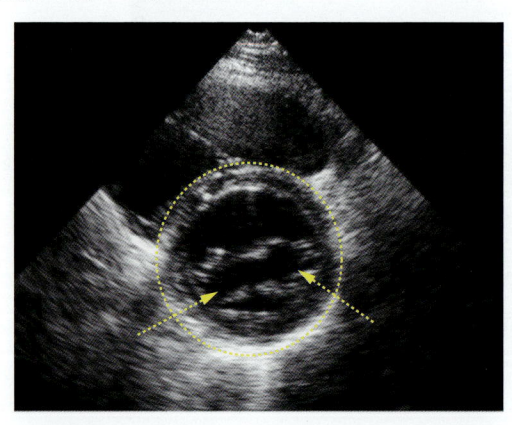

B. 傍胸骨左室短軸像（Parasternal short axis view）

▷ 大動脈弁レベルよりわずかに心尖部方向にビームを向ける（被検者右肩方向に探触子をわずかに傾ける）

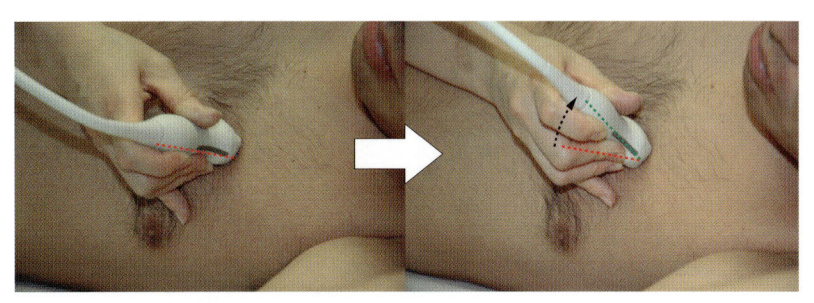

大動脈弁レベル　　　　　　　　僧帽弁レベル

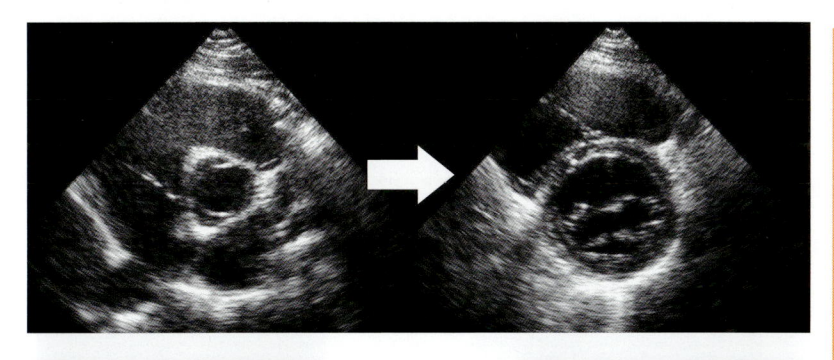

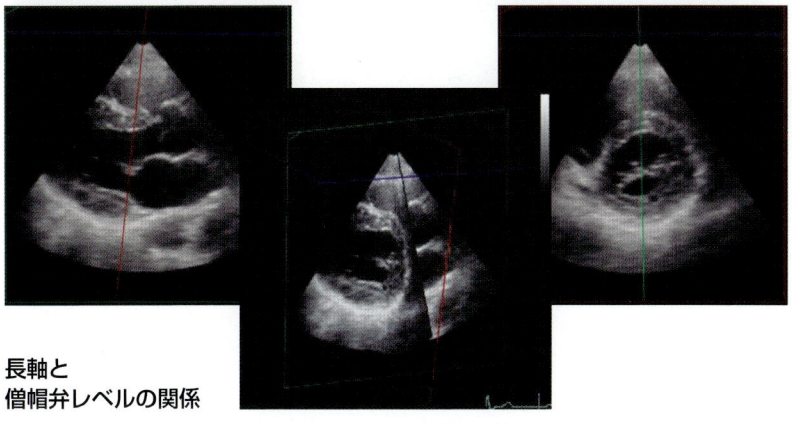

長軸と
僧帽弁レベルの関係

B. 傍胸骨左室短軸像（Parasternal short axis view）

ワンポイントアドバイス

▷ 左室は弾丸様の形態をしている。
▷ 探触子を長軸に対し正確に90°回転していないと各レベルでの正しい壁運動評価ができない。
▷ きちんと90°回転したかどうかの評価は，僧帽弁レベルにおける交連部の開き具合や左室心筋の描出具合を参考にする。

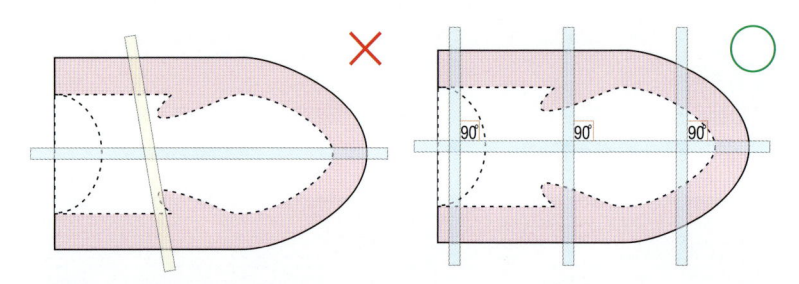

▷ 長軸に対し直角に設定されていない。
▷ 大動脈弁レベルから僧帽弁レベルへ移行する際の左室心筋の描出の様子で観察するのがわかりやすい。

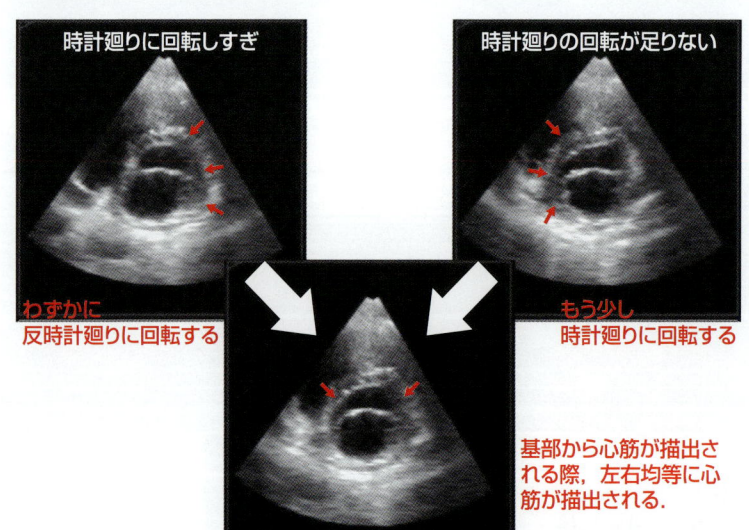

時計廻りに回転しすぎ

時計廻りの回転が足りない

わずかに反時計廻りに回転する

もう少し時計廻りに回転する

基部から心筋が描出される際，左右均等に心筋が描出される．

B. 傍胸骨左室短軸像（Parasternal short axis view）

観察のポイント

▷ 僧帽弁を中心に観察を行う。

左心室基部の壁運動評価

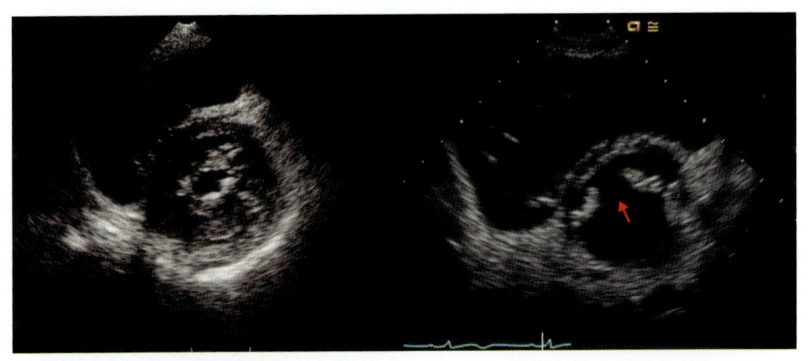

僧帽弁狭窄症　　　　　　　　　　　　一次孔欠損＋僧帽弁裂孔

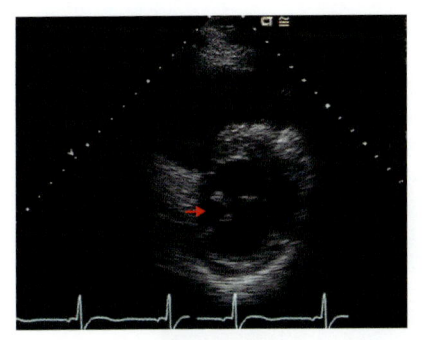

僧帽弁逸脱症

B. 傍胸骨左室短軸像（Parasternal short axis view）

乳頭筋レベル（PM level）

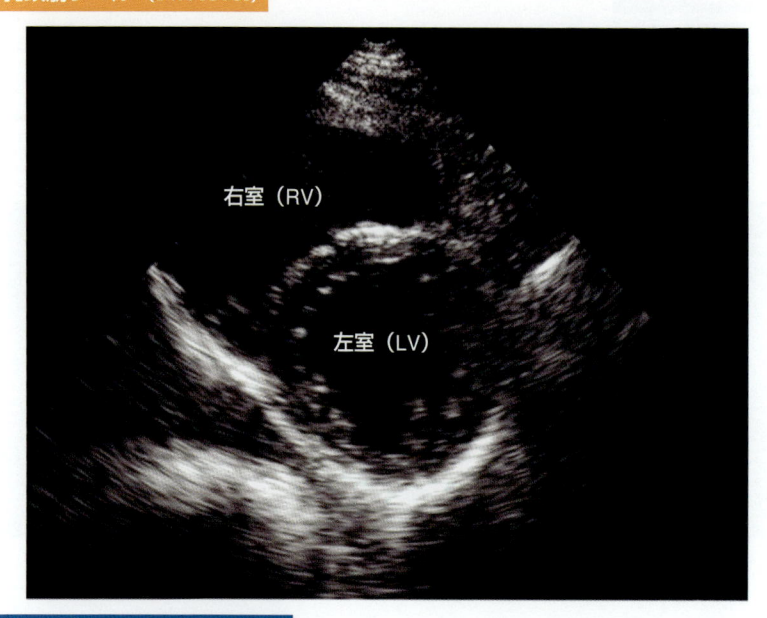

適正画像のチェックポイント

▷ 左室は正円形に描出される。
▷ 両乳頭筋を対称的に描出する。

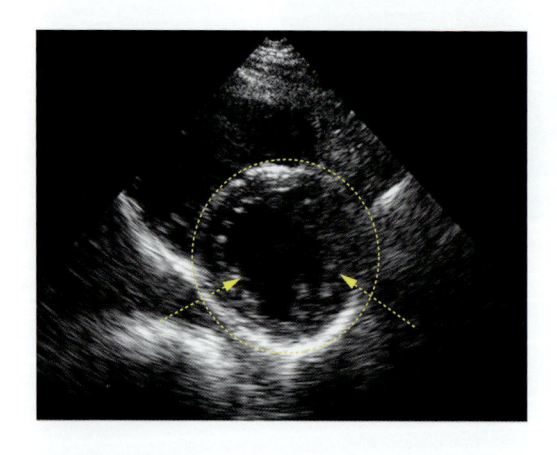

B. 傍胸骨左室短軸像（Parasternal short axis view）

▷ 僧帽弁レベルよりもさらにわずか心尖部方向にビームを向ける（被検者右肩方向に探触子をわずかに傾ける。探触子の位置は変えない）。

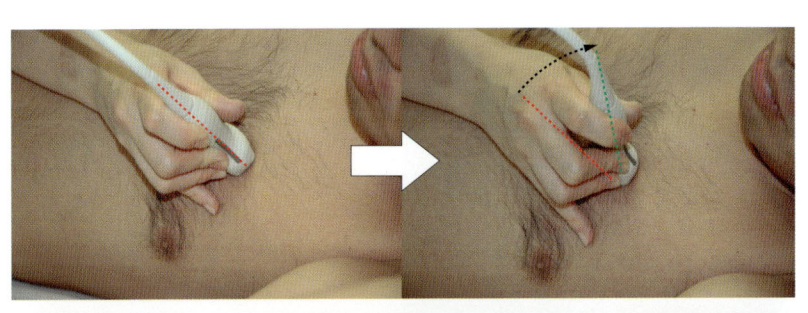

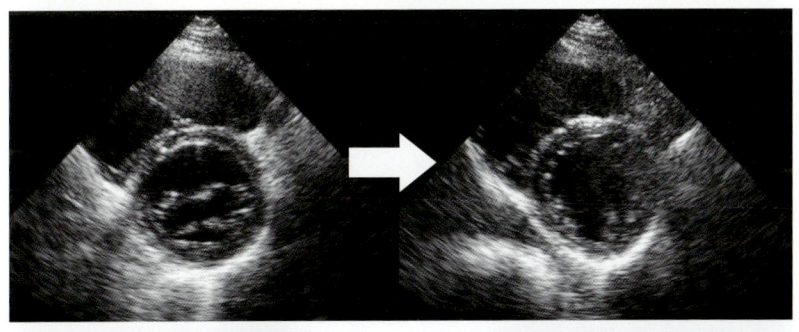

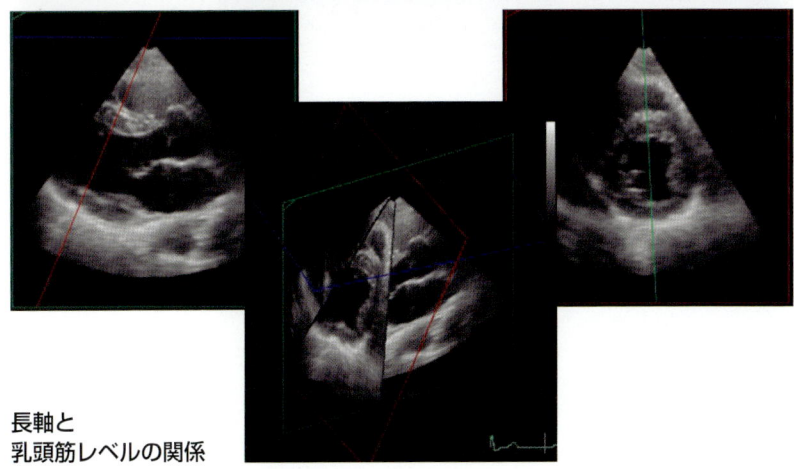

長軸と
乳頭筋レベルの関係

B. 傍胸骨左室短軸像 (Parasternal short axis view)

▷ 短軸が楕円形になってしまう時は，一度長軸像に戻り，適正な長軸像を描出する。
▷ 画像を見ながら探触子を90°回転させるのではなく，探触子の手元を見ながら，位置を動かさないようにしっかりと90°回転させる。

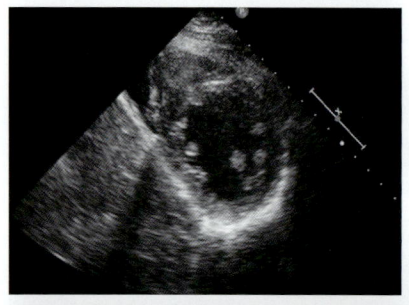

楕円形の短軸

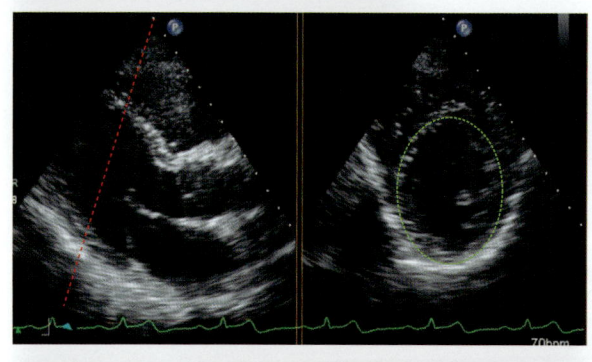

適正な短軸・長軸

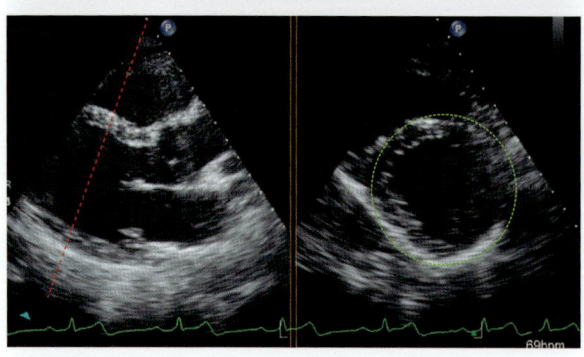

短軸が楕円形の場合，長軸は大動脈が下がった位置にある．

B. 傍胸骨左室短軸像 (Parasternal short axis view)

観察のポイント

▷ 左室壁運動
▷ 円周方向の壁厚の観察
▷ 乳頭筋の観察
▷ 左室・右室のバランスと中隔の偏位の有無

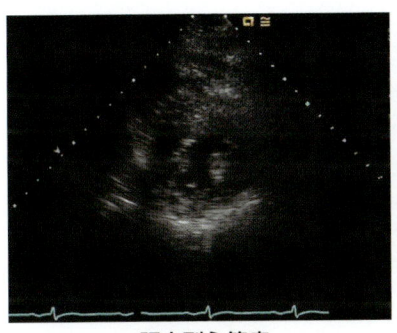

肥大型心筋症

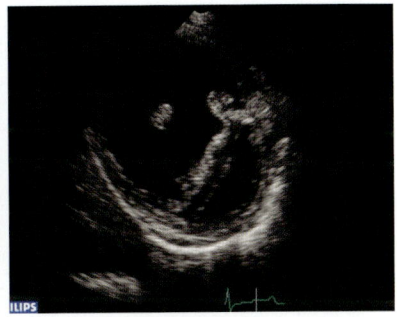

原発性高血圧

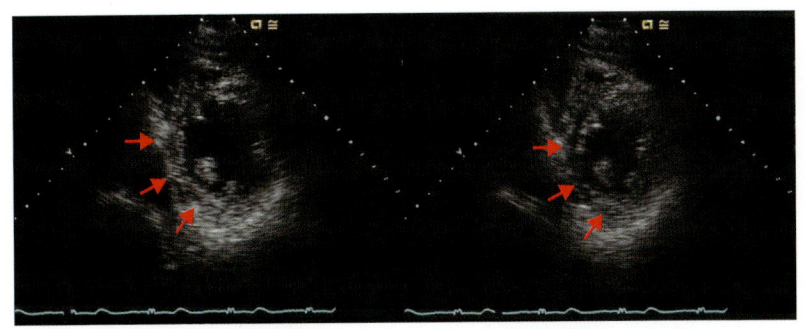

下壁心筋梗塞（拡張期）

下壁心筋梗塞（収縮期）

B. 傍胸骨左室短軸像（Parasternal short axis view）

心尖部レベル（apical level）

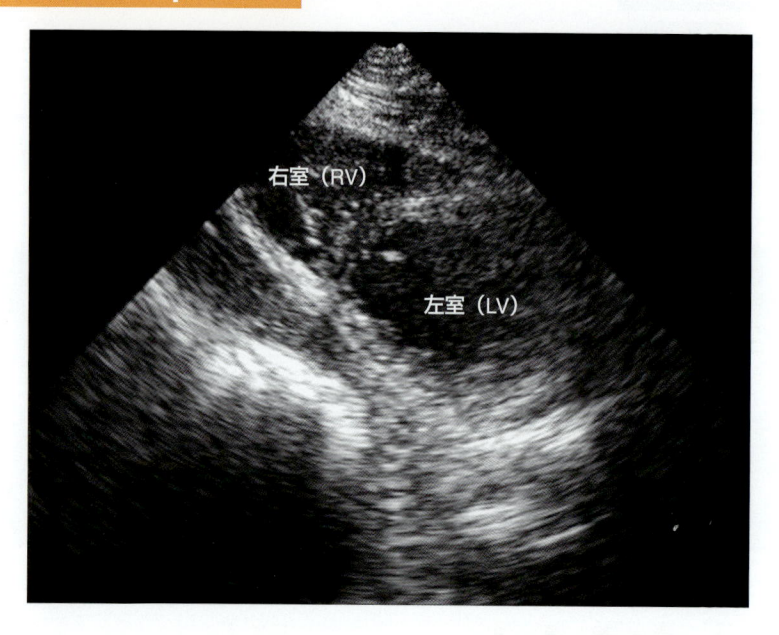

▷ 探触子を1肋間分下げ，やや乳頭方向へ探触子をスライドさせる。
▷ 探触子は体表に対して立てる（起こす）形となる。
▷ 心尖部方向（患者の右肩方向に探触子を倒す）にビームを向け心臓が見えなくなるまでスキャンする。
▷ 再度心基部側へスキャンする時は，探触子を1肋間分上げてから行う。

B. 傍胸骨左室短軸像（Parasternal short axis view） 53

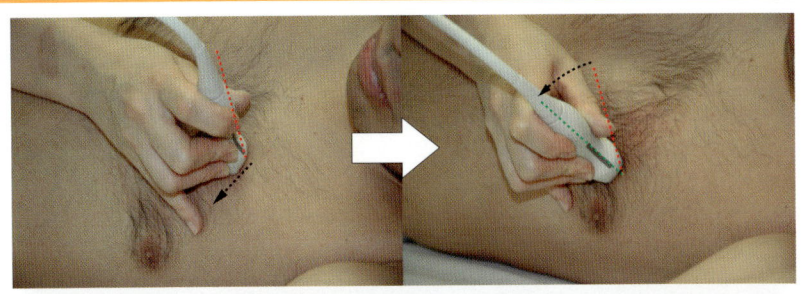

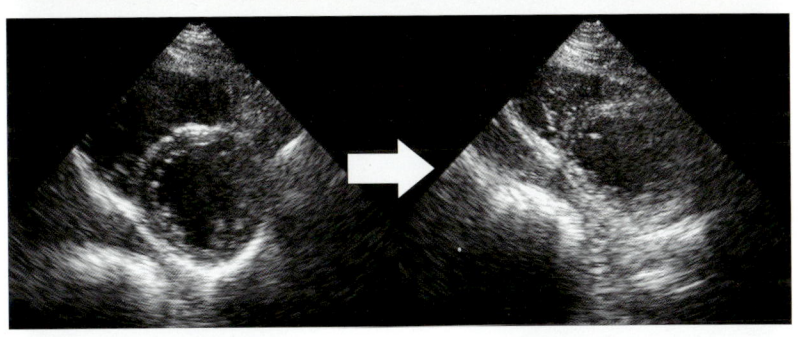

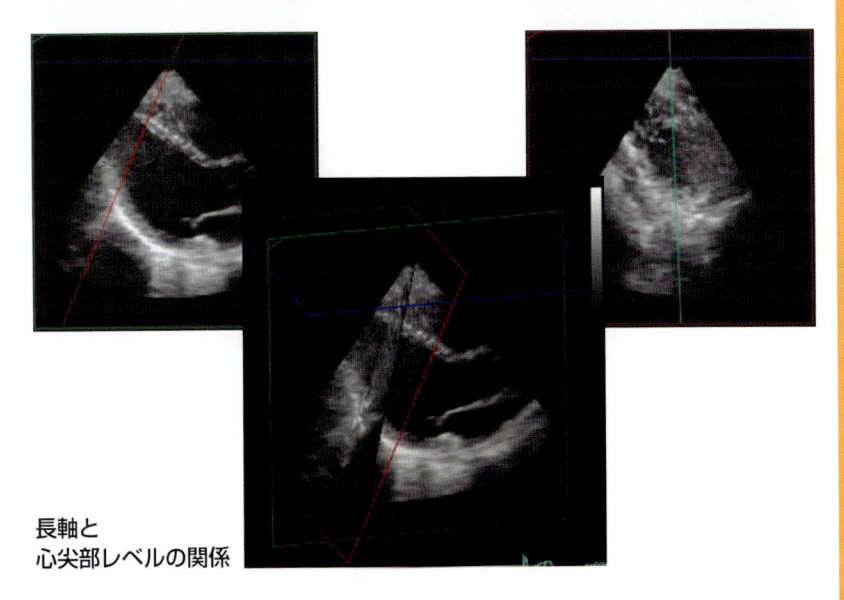

長軸と
心尖部レベルの関係

B. 傍胸骨左室短軸像（Parasternal short axis view）

観察のポイント

▷ 左室心尖部壁運動
▷ 心尖部血栓
▷ 心尖部心室瘤
▷ 心尖部肥大型心筋症

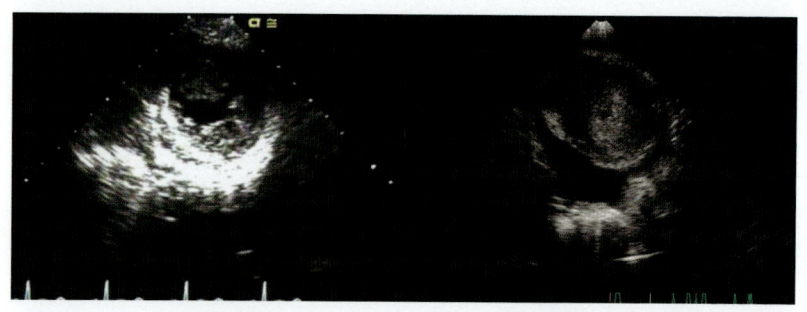

心尖部血栓　　　　　　　心尖部肥大型心筋症

　エコー検査はたいていの場合，狭くて薄暗い部屋で実施される．特に，心エコー検査では上半身を露出させなければならず，女性にはかなり抵抗のある検査といえよう．そのような状況では，患者さんは何をされるのかと不安に思ったり，その思いから検査に非協力的になったりする場合もある．
　検査をする側としては，患者さんの不安な気持ちへの配慮を忘れず，タオルケットをかけるとか，検査着を用意するなどの心配りを，是非したいものである．

B. 傍胸骨左室短軸像（Parasternal short axis view）

胸骨左縁アプローチにおける呼吸の調整

▷ 心エコー検査ではアプローチするエコーウインドウが少なく，画像を明瞭に描出しにくい場合がある。
▷ 解決方法として呼吸の調節がある。

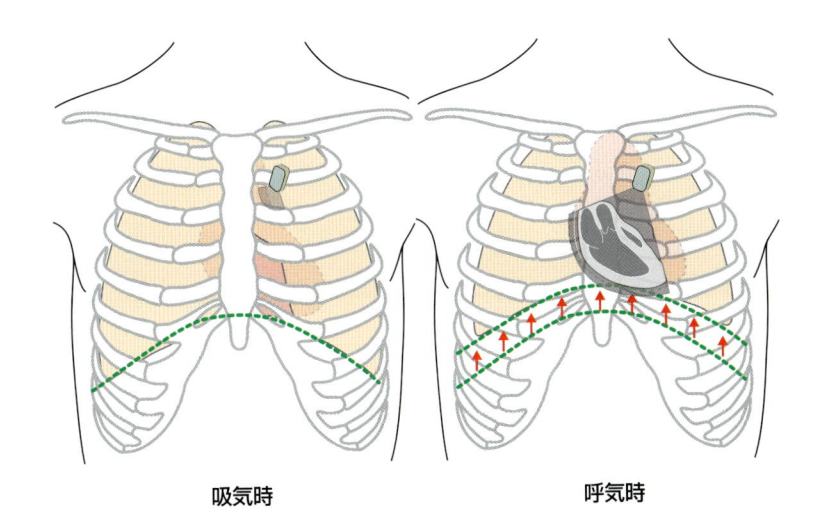

吸気時　　　　　　　呼気時

▷ 胸骨左縁アプローチの場合，吸気では肺が拡張しエコーウインドウが閉ざされ，横隔膜が下がり，心臓が下方へ移動するため心臓が描出しにくい。
▷ 呼気の状態では肺が縮小しエコーウインドウが開き，横隔膜が挙上し心臓が探触子へ近づくため，明瞭に心臓が描出される。
▷ ただし，肋間が下がった状態で心臓が描出されている状況下では，呼気で心臓が見えなくなる場合がある。その時には，軽く息を吸ってもらうと見やすくなることがある。

B. 傍胸骨左室短軸像（Parasternal short axis view）

よくあるスキャン

▷ 本来，画面の中央に画像を描出しなければならないが，初心者では下図のような画像を描出しがちである．しかも，この画像を修正するのに手間取ることが多いのではないだろうか？

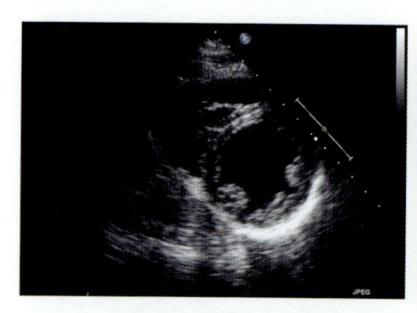

心臓が右に寄っている 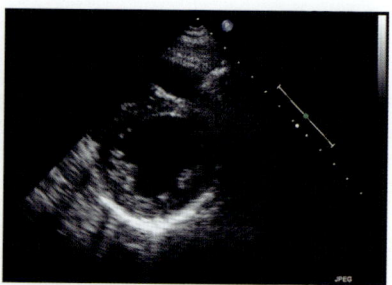　　　　　　心臓が左に寄っている

▷ さて，こうした画像をどうすれば，下図のように心臓を中央に表示できるか？

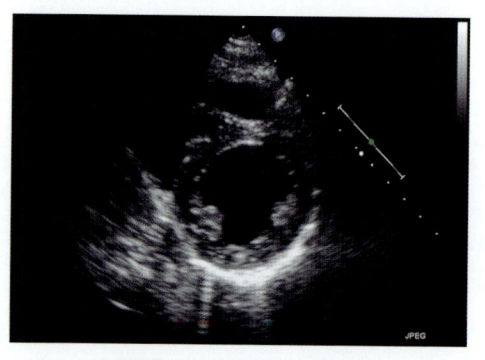

心臓が中央に表示されている

B. 傍胸骨左室短軸像（Parasternal short axis view）

▷ 探触子にはマーカーがついている。また，画像にはマーカーの方向に印が表示されている。

▷ したがって，図（a）のようにマーカーの方向に心臓が寄っている時はマーカーの方向に心臓があるので，マーカーの方向へビームを向けると心臓が中央に表示される。図（b）はマーカーの方向とは逆方向に心臓があるので，マーカーとは反対の方向にビームを向ける。

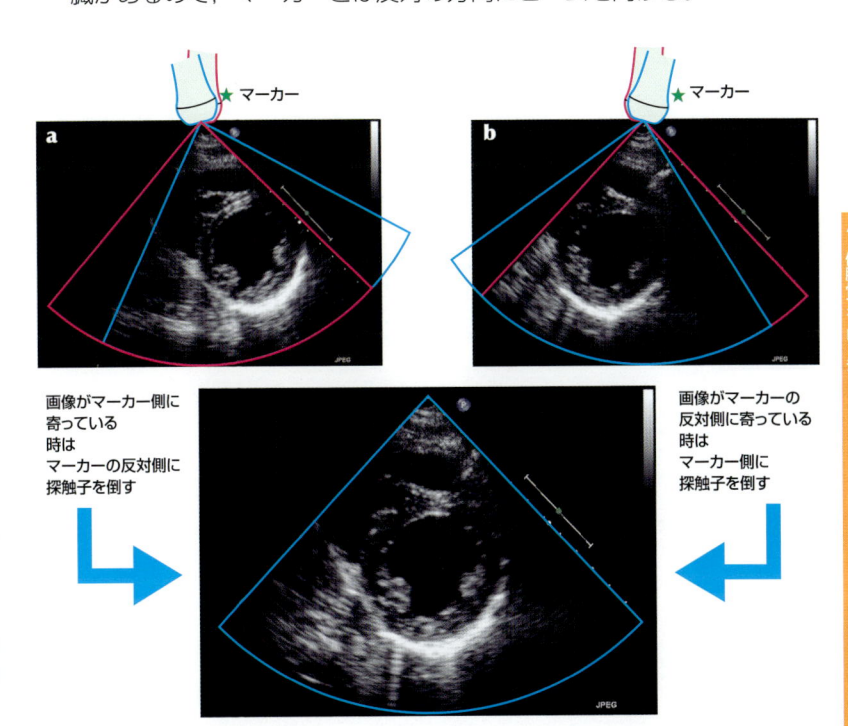

画像がマーカー側に寄っている時はマーカーの反対側に探触子を倒す

画像がマーカーの反対側に寄っている時はマーカー側に探触子を倒す

▷ 初心者では画像を中央に出そうと意識していても，どちらに探触子を動かせばいいのか見当がつかないことが多いようである。いたずらに画像のみを追いかけないで，探触子のマーカーと画像のマーカーを目印に，探触子を動かす方向を考えれば，迷わなくなるはずである。

▷ 傍胸骨左室長軸像から右室・右房が描出されるまで探触子を被検者の

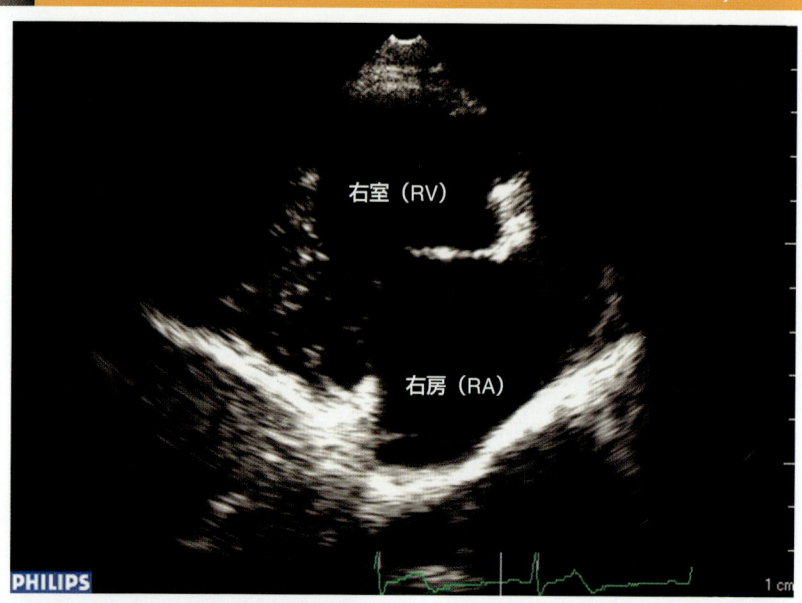

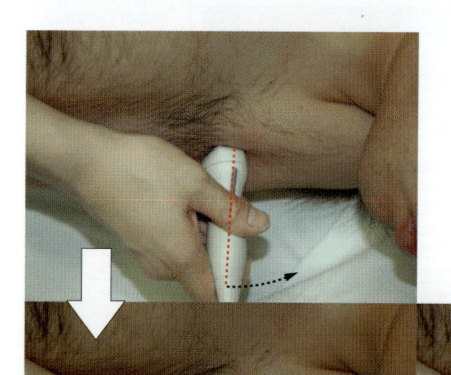

C. 傍胸骨右室流入路像（Parasternal RV inflow view）

右室（RV）

右房（RA）

右肩方向へ傾ける。

C. 傍胸骨右室流入路像 (Parasternal RV inflow view)

▷ または，傍胸骨左室長軸像より1肋間下げ，わずかに探触子を被検者の右肩方向へ傾ける。
▷ 肋間を下げた場合，傾け操作は肋間が上の時より浅いことに注意する。

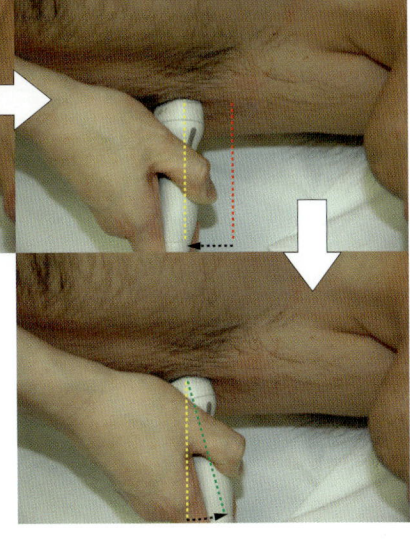

観察のポイント
▷ 右室・右房形態
▷ 三尖弁の形態や閉鎖不全の有無

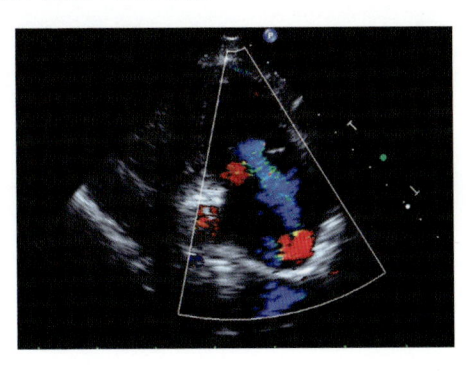

▷ 心尖部四腔像よりも三尖弁逆流を評価するのに適している。三尖弁逆流も比較的ビームと水平になりやすく，逆流速を測定する際に知っておくと便利な断層像である。

D. 傍胸骨右室流出路像（Parasternal RV outlow view）

傍胸骨右室流出路像①

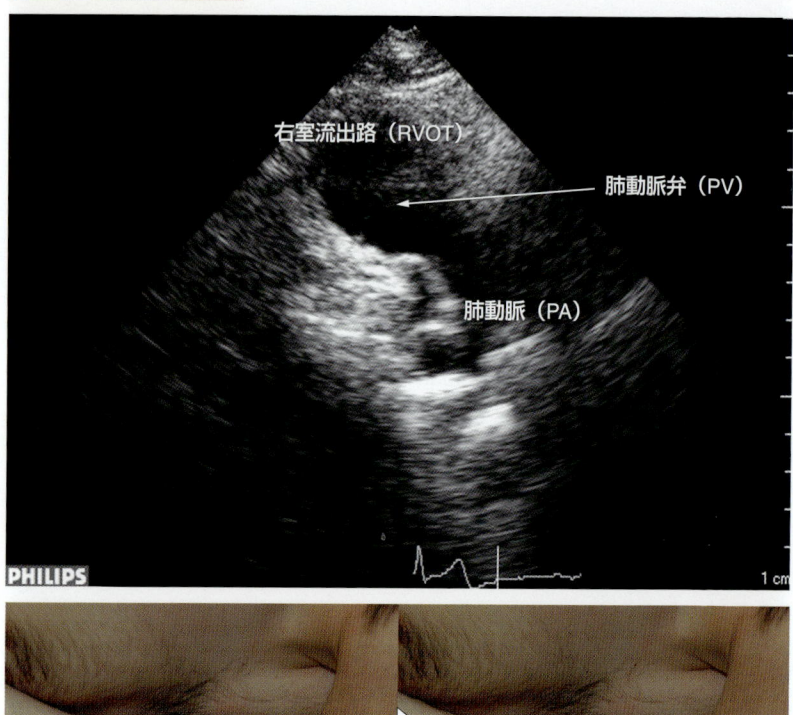

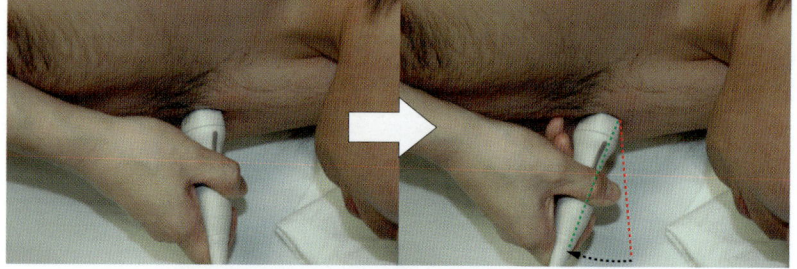

▷ 長軸断面から頭側にビームを傾ける（すなわち，探触子は足側に傾ける）。

D. 傍胸骨右室流出路像（Parasternal RV outlow view）

傍胸骨右室流出路像②

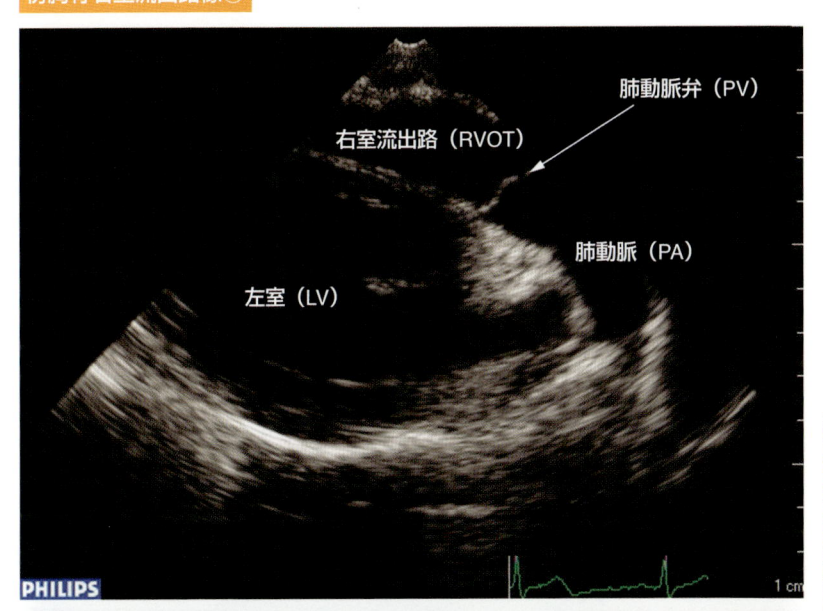

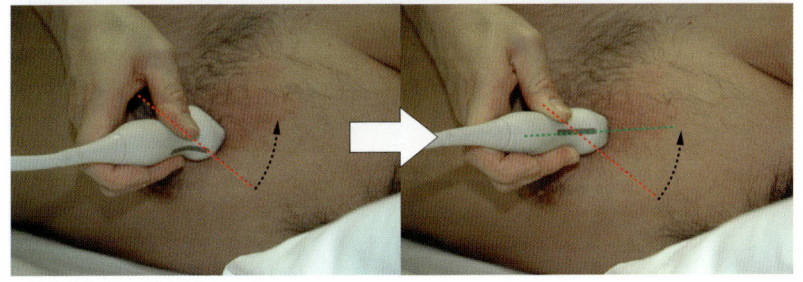

▷ 大動脈弁レベル短軸断端からやや反時計方向（長軸方向）に探触子を回転させる。

E. 右室流入・流出路の位置関係

傍胸骨左室長軸像から右室流出路・右室流入路の観察

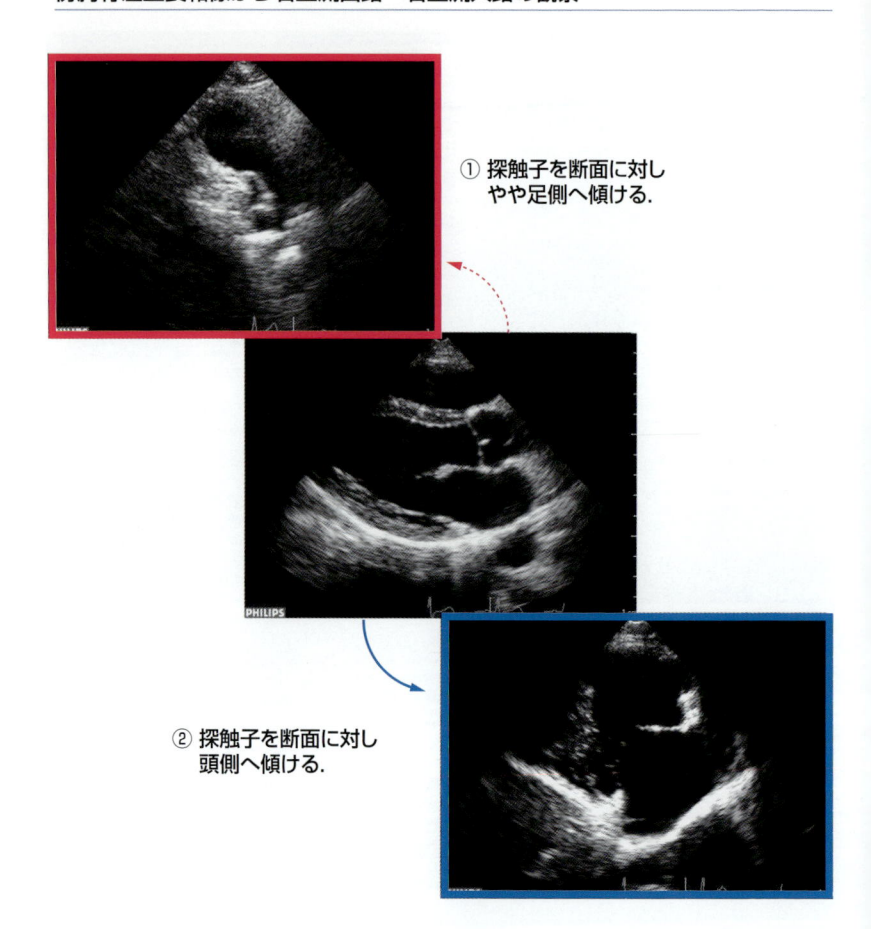

① 探触子を断面に対し
やや足側へ傾ける.

② 探触子を断面に対し
頭側へ傾ける.

▷ 傍胸骨短軸像大動脈弁レベルを理解すると，右室流入路・右室流入路の描出は非常に理解しやすく簡単である。

E. 右室流入・流出路の位置関係

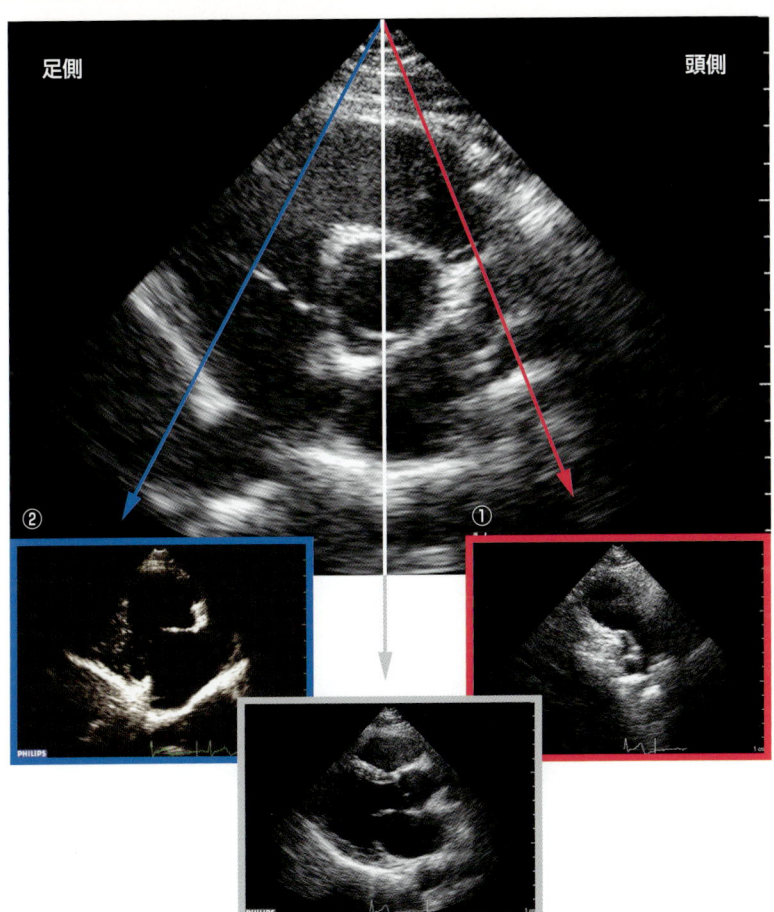

▷ 大動脈弁レベルを見ると長軸は白いラインで断面設定されており，右室流入路は青，右室流出路は赤で設定されている。
▷ 短軸像の右側は頭側方向で左は足側方向であるので，右室流入路を描出したければ探触子を頭側に傾け，右室流出路を描出したければ探触子を足側に傾ければ，容易に描出されることがわかる。

MEMO

5. 心尖部アプローチ

A	心尖部四腔像（Apical 4 chamber view）	66
B	心尖部二腔像（Apical 2 chamber view）	68
C	心尖部長軸像（Apical long axis view）	72
D	心尖部アプローチと短軸断面	76
E	心尖部アプローチにおける呼吸の調節	78
F	画像を見て探触子を動かす方向を知るためのヒント	79

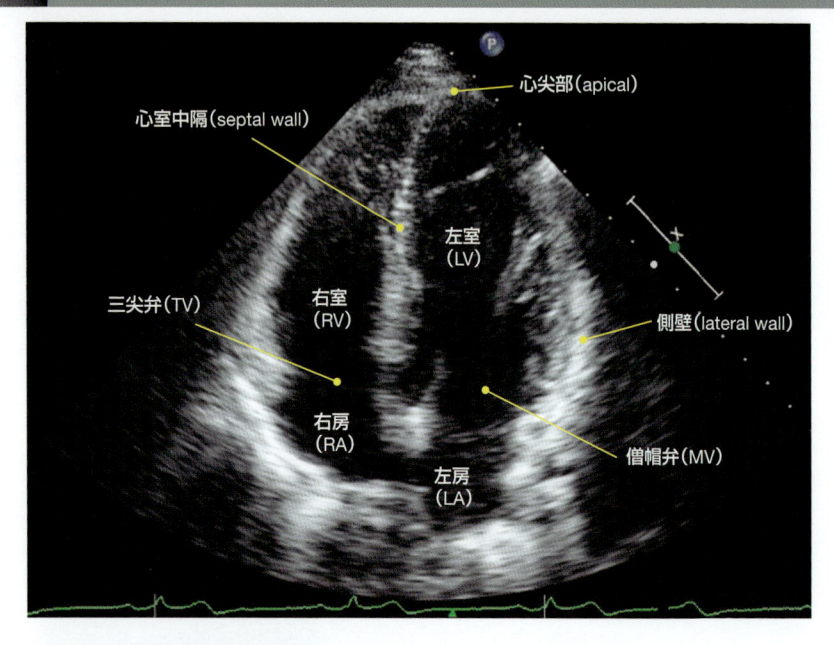

A. 心尖部四腔像（Apical 4 chamber view）

適正画像のチェックポイント

▷ 左室の心尖が扇型画面の頂点になる。
▷ 右室心尖は左室心尖より下である。
▷ 左室・左房の長径が最大である。
▷ 僧帽弁と三尖弁がきれいに開閉し，弁輪径が最大である。

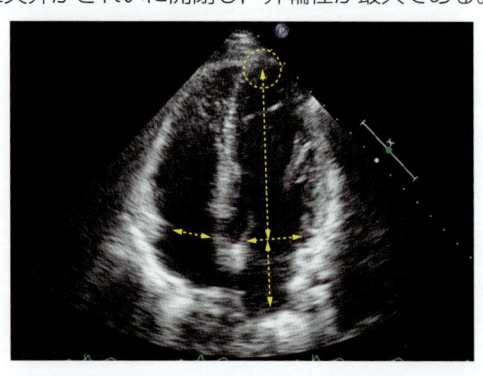

A. 心尖部四腔像（Apical 4 chamber view）

探触子の位置

▷ 闇雲に心電図誘導のV5あたりに探触子を置くのではなく，まず心尖拍動を触れて心尖拍動よりやや下方からアプローチする。

▷ 探触子マーカーは被検者の背側方向を向く（緑矢印）。

▷ 低い肋間から探触子を置いてアプローチする場合，吸気でアプローチした方が見やすいことがある。

- ▶ 探触子を置いたところで被検者に大きく深呼吸してもらう。
- ▶ 大きな深呼吸の中で心臓が見える場所があれば，その呼吸の位置で止めて心臓を観察する。

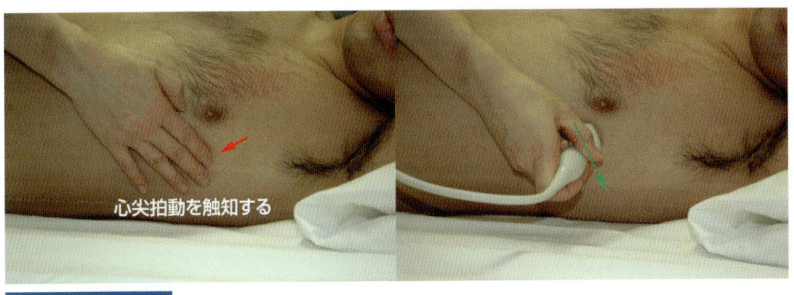

心尖拍動を触知する

観察のポイント

▷ 左室壁運動（心室中隔，側壁，心尖部）
▷ 左室壁厚（長軸方向の厚みの変化）
▷ 四腔の大きさのバランス
▷ 三尖弁閉鎖不全，僧帽弁閉鎖不全の観察

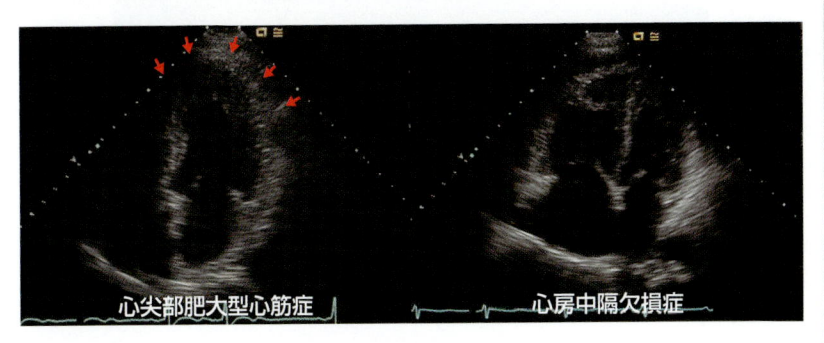

心尖部肥大型心筋症　　　心房中隔欠損症

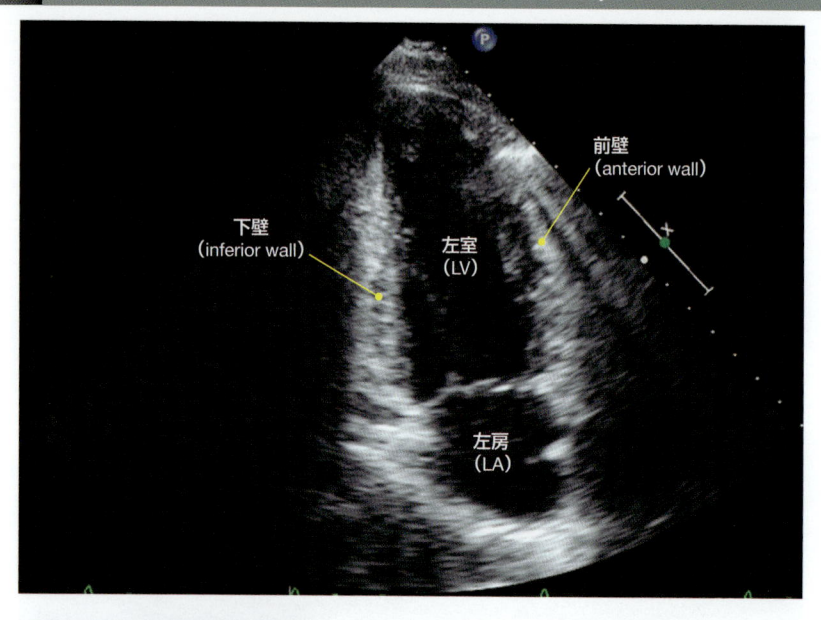

B. 心尖部二腔像（Apical 2 chamber view）

適正画像のチェックポイント

▷ 右室・大動脈は描出されない。
▷ 左室・左房の長径は四腔像とほとんど変わらない。

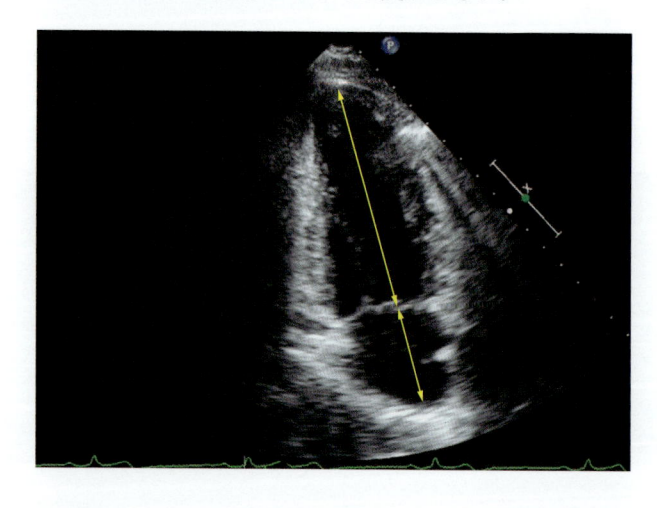

B. 心尖部二腔像（Apical 2 chamber view） | 69

探触子の位置

▷ 四腔像から右房，右室が見えなくなるまで反時計回りに探触子を回転させる。
▷ 探触子マーカーは被検者の左肩へ向く。
▷ 探触子と体表面との角度は四腔像と変わらない。

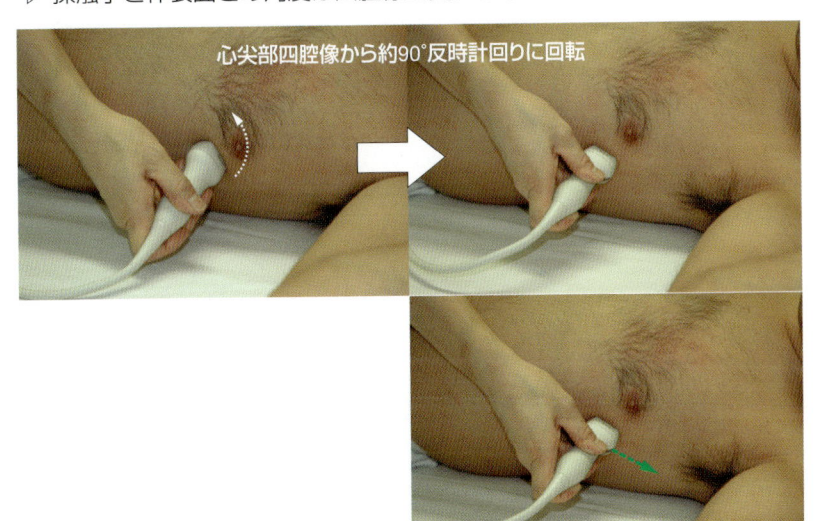

心尖部四腔像から約90°反時計回りに回転

観察のポイント

▷ 左室壁運動（前壁，下壁，心尖部）
▷ 前壁，下壁の長軸方向への壁厚の観察

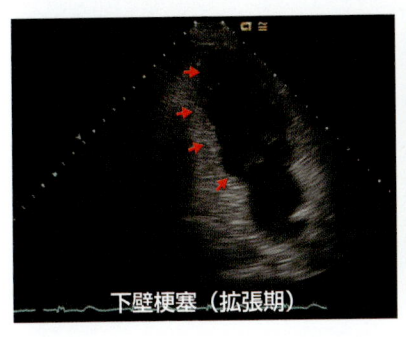

下壁梗塞（拡張期） 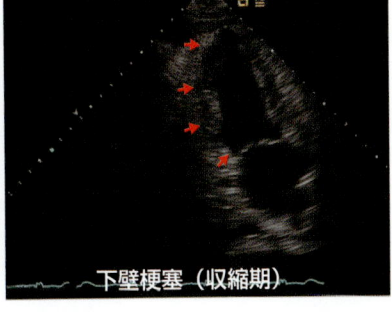　　　下壁梗塞（収縮期）

B. 心尖部二腔像（Apical 2 chamber view）

▷ 僧帽弁閉鎖不全（僧帽弁逸脱などで逆流が偏在している場合は重要）
▷ 左心耳

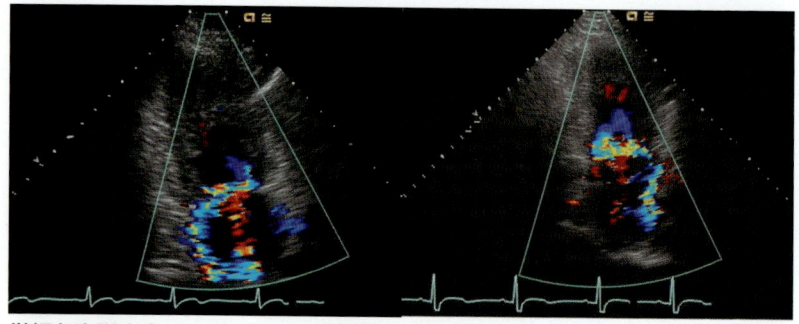

僧帽弁逸脱症（**lateral scallop** の逸脱）　僧帽弁逸脱症（**medial scallop** の逸脱）

よくあるスキャン

▷ 四腔像から二腔像へ探触子を回転させた時に，このような画像が得られることがある。

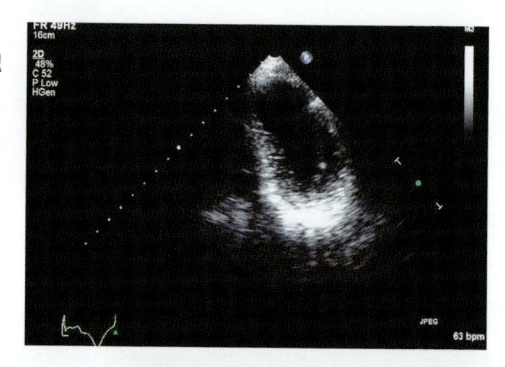

▷ 探触子マーカーは被検者の左肩に向いてはいるが・・・

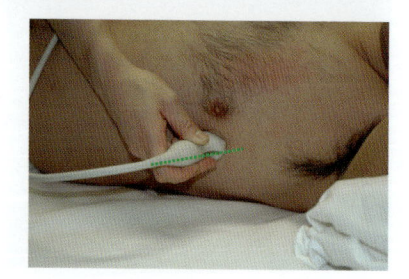

B. 心尖部二腔像（Apical 2 chamber view）

▷ 下図の緑の矢印は四腔像と同じ探触子の向きを示している。
▷ 二腔像がきれいに描出されていない例では，四腔像の探触子の角度と大きく異なっている（下図①）。
▷ 四腔像から二腔像へ探触子を回転させた際に，手首が返って探触子の向きが変わってしまったことによるものである。
▷ 四腔像から二腔像への画像転換は，手元を見て探触子の向きや角度をしっかり確認しながら回転させると，きれいに二腔像を描出できる。

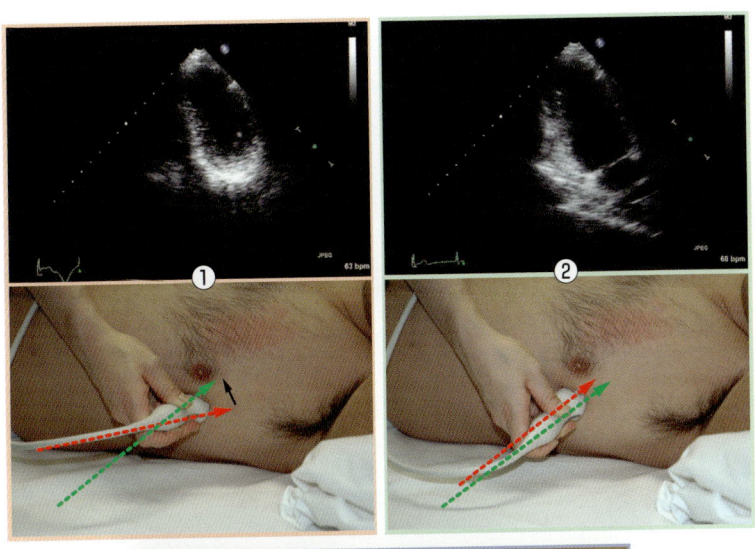

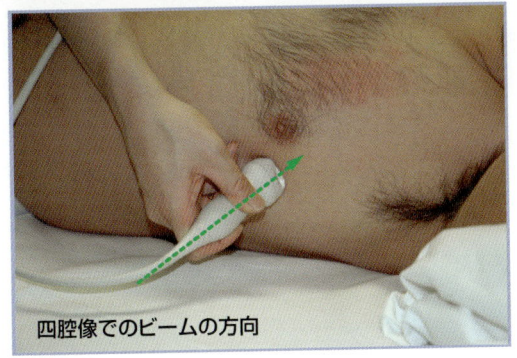

四腔像でのビームの方向

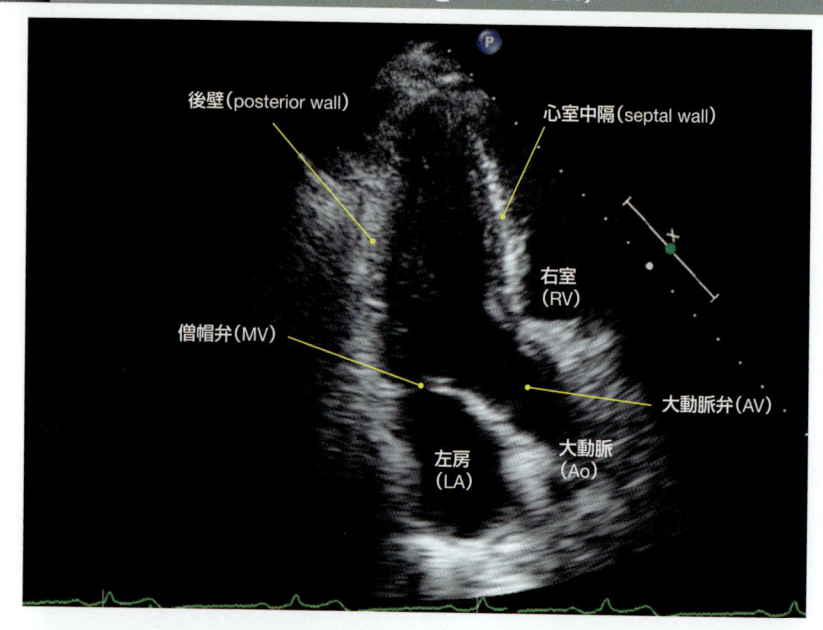

C. 心尖部長軸像（Apical long axis view）

後壁（posterior wall）
心室中隔（septal wall）
右室（RV）
僧帽弁（MV）
大動脈弁（AV）
左房（LA）
大動脈（Ao）

適正画像のチェックポイント
▷ 左室内腔と大動脈内腔を最大となるように描出する。
▷ 僧帽弁と大動脈弁の正中を描出する。

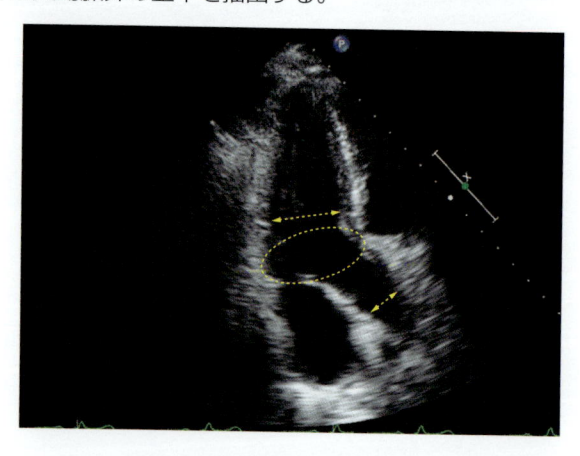

C. 心尖部長軸像（Apical long axis view）

探触子の位置

▷ 心尖部二腔像から探触子を反時計回りに回転させる。
▷ 探触子のマーカーは被検者の右肩を向く。

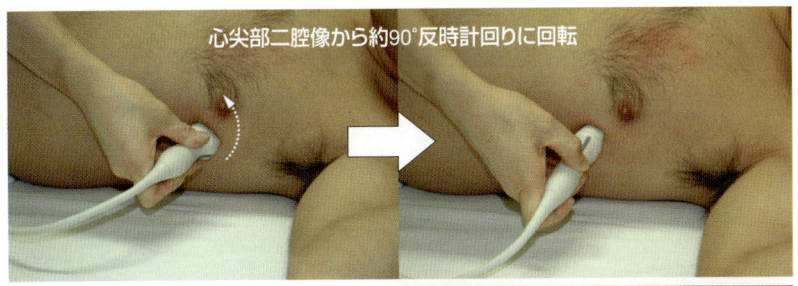

心尖部二腔像から約90°反時計回りに回転

▷ 探触子を緑矢印の方向へスライディングさせると，傍胸骨左室長軸像のアプローチとなる。

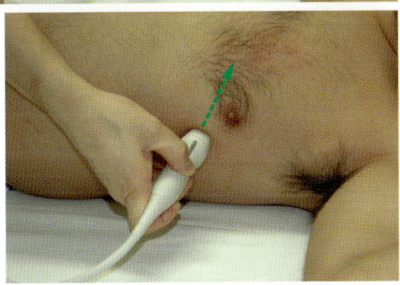

心尖部長軸像と傍胸骨左室長軸像

▷ 傍胸骨左室長軸像と心尖部長軸像はアプローチ部位が異なるだけで心臓のオリエンテーションはまったく変わらない。心尖拍動が触れにくい場合などは傍胸骨左室長軸像を断層方向に心尖部方向へスライドさせると心尖部長軸像が描出される。しかし，心尖部が見えた段階でスライドを止めてしまうと扇型の画像の頂点に心尖部が描出されず，ドプラ法を行う時に血流と超音波ビームとの角度が問題となるので注意を要する。

C. 心尖部長軸像（Apical long axis view）

観察のポイント

▷ 僧帽弁（カラードプラ法：逆流等）
▷ 大動脈弁（カラードプラ法：逆流等）
▷ 左室壁運動（心室中隔，後壁，心尖部）
▷ 心室中隔，後壁の長軸方向の壁厚

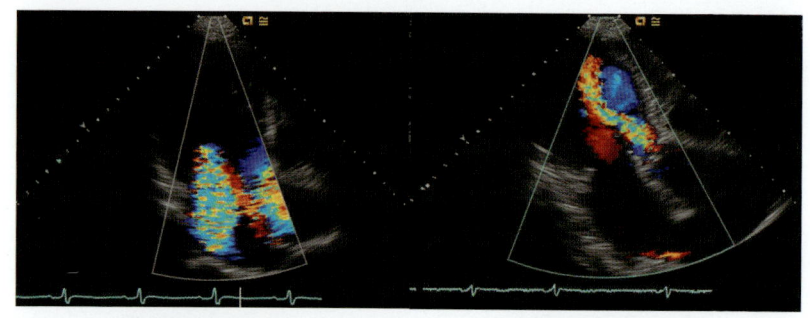

僧帽弁閉鎖不全症　　　　　　　大動脈弁閉鎖不全症

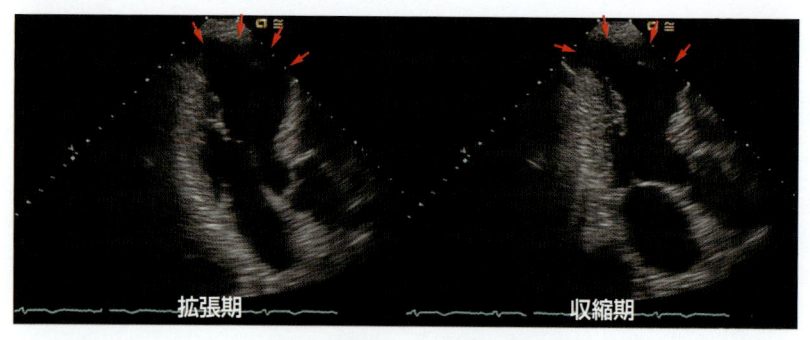

拡張期　　　　　　　収縮期

前壁中隔梗塞・心尖部心室瘤

C. 心尖部長軸像（Apical long axis view）

体表に対する探触子の角度

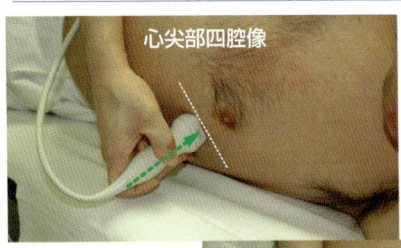

▷ 探触子は回転しているが，探触子の体表への角度はどのアプローチも変化はない。

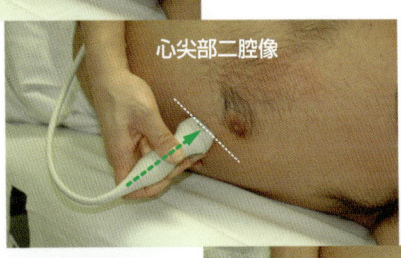

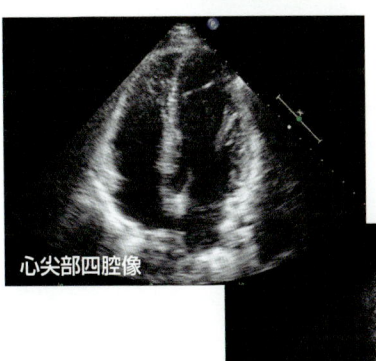

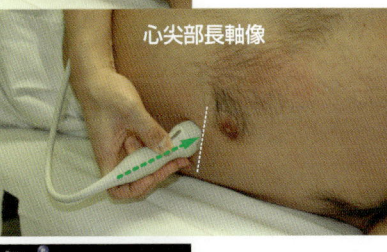

心尖部四腔像

心尖部二腔像

心尖部長軸像

心尖部四腔像

心尖部二腔像

心尖部長軸像

D. 心尖部アプローチと短軸断面

▷ 心尖部アプローチにおいて，短軸像上でどのような位置で断面設定されているのかを理解すると，探触子の動かし方を考えやすくなる。

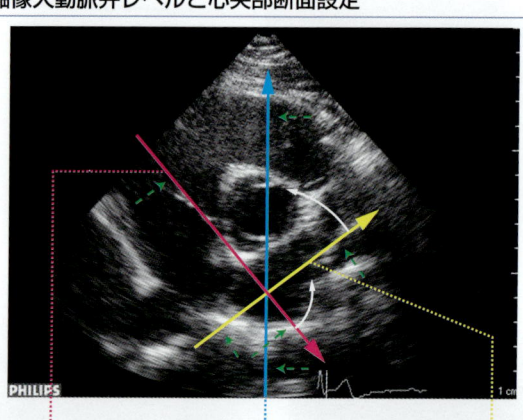

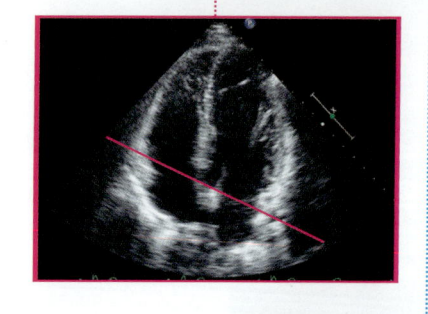

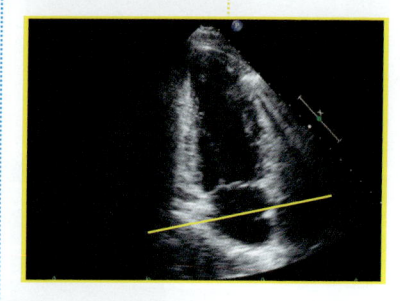

胸骨左縁短軸像大動脈弁レベルと心尖部断面設定

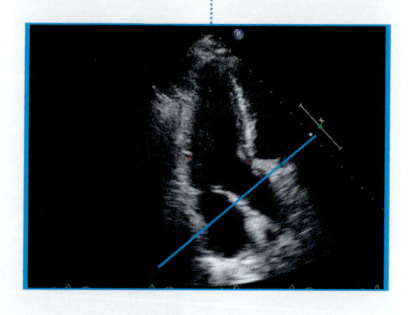

心尖部アプローチで見る方向

D. 心尖部アプローチと短軸断面

短軸像僧帽弁レベルと心尖部断面設定

▷ 少なくとも大動脈弁レベル，僧帽弁レベルの短軸像にて心尖部の各断面がどのように設定されているのかを理解しておく。

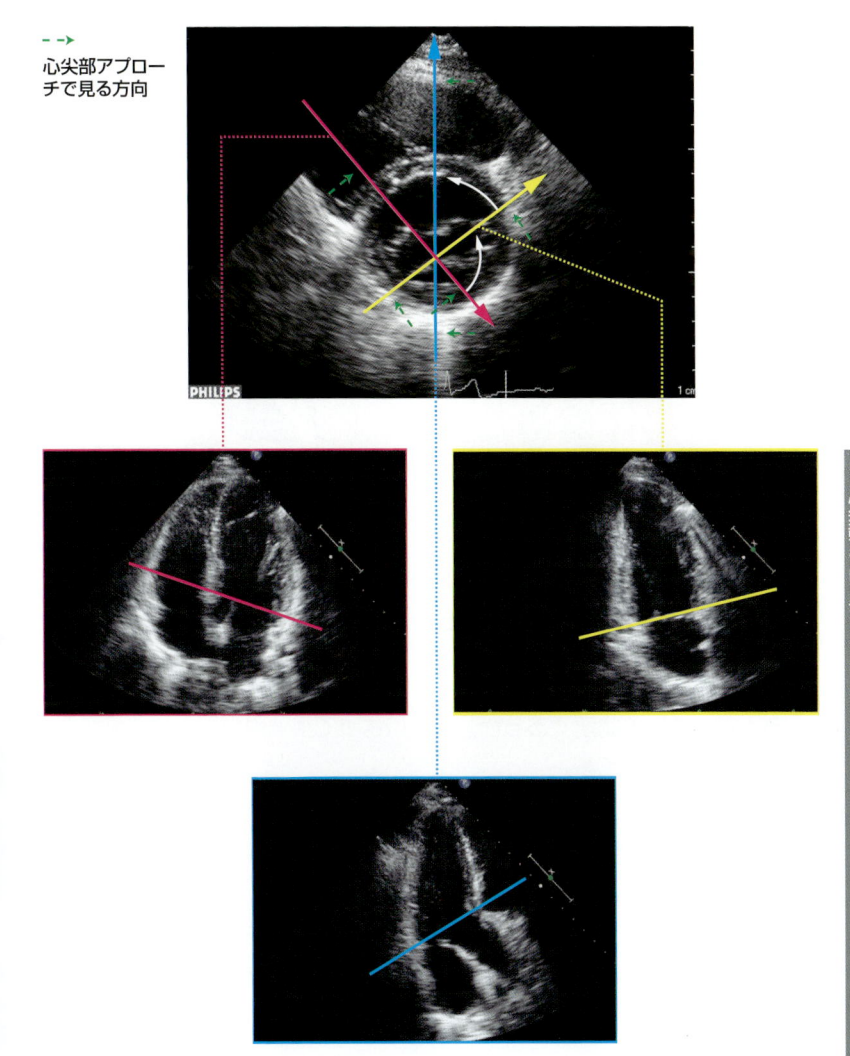

心尖部アプローチで見る方向

E. 心尖部アプローチにおける呼吸の調節

▷ 心エコー検査では，肺の影響をいかにして除くかで描出された画像の質は大きく異なる。

▷ 傍胸骨アプローチでは，肺と横隔膜の動態から呼気での画像が見やすい。

▷ 心尖部でも肺を小さくした呼気の状態が最も良いと考えられるが，実際のところ，真の心尖部からアプローチしようとする場合，吸気の方がアプローチしやすい。

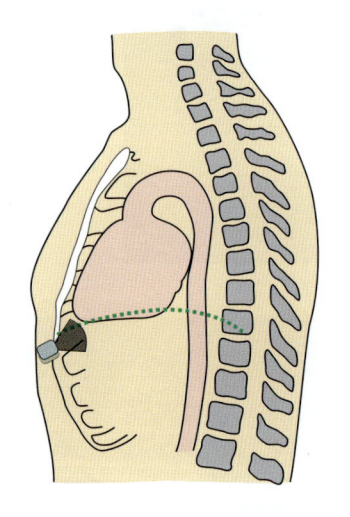

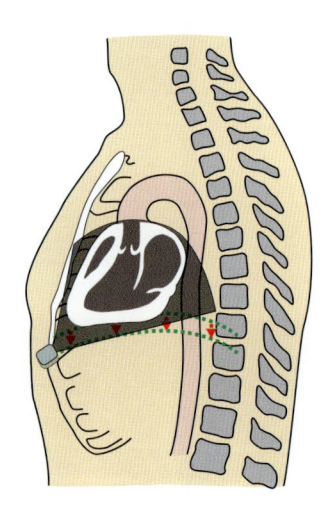

▷ 図のように，呼気では横隔膜が挙上しているため心臓全体が頭側に持ち上がっている状態であるが，吸気によって横隔膜が下がり心臓が探触子に近づいてくる。

▷ 真の心尖部を描出するには極力肋間を下げた状態でのアプローチが必要であるため，吸気によって心臓を探触子に近づけるようにする。

▷ ただし，吸気によって肺が心臓にかぶって見えなくなる場合もある。

▷ その場合は肋間をあげてアプローチするしかないが，この時，逆に呼気で記録すると明瞭に描出され，かつ，より心尖部に近い断層像が得られる。

F. 画像を見て探触子を動かす方向を知るためのヒント

▷ 中級・上級の心エコー技師は画像を見ると直ぐに，どちらの方向へ探触子を動かせば画像を補正できるかが判断できる。

▷ 初心者は，探触子をどちらに動かせばいいかが即座に判断できず，いろいろ探触子を動かしているうちに本来描出すべき断面像を完全に見失うという状況が見うけられる。

▷ 探触子を動かす際のポイント
  ▶ 体表に当てている探触子マーカーの方向
  ▶ 画像で表示されているマーカーの位置
  ▶ 探触子を動かす方向を考える。

▷ 下図のような心尖部四腔像が描出された場合，探触子をどちらに動かすのがよいか？　①か②か？

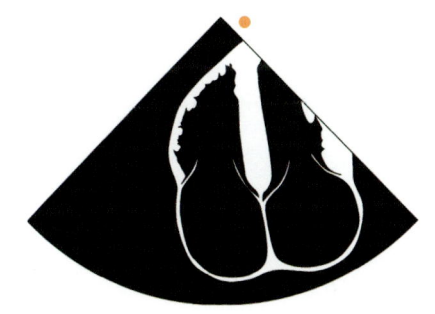

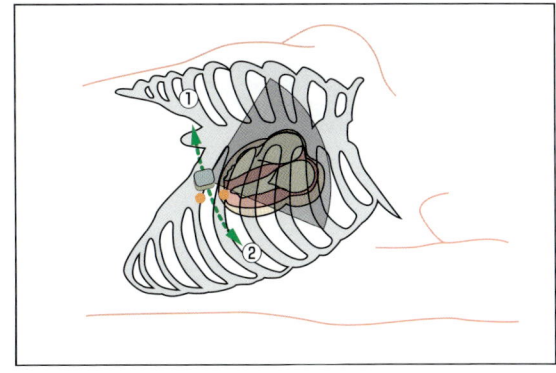

80　F. 画像を見て探触子を動かす方向を知るためのヒント

▷ 考えるべきことは・・・
  ▶ 心尖部四腔像では探触子のマーカーは被検者の背部に向いている。
  ▶ 画像を見ると四腔像の心尖部は探触子マーカーの方向にある。
▷ すなわち，適正な四腔像は探触子マーカーの方向に移動すると得られるはずであるから，体表の探触子は②の方向へ肋間に沿って背部方向に動かせばよいということになる。

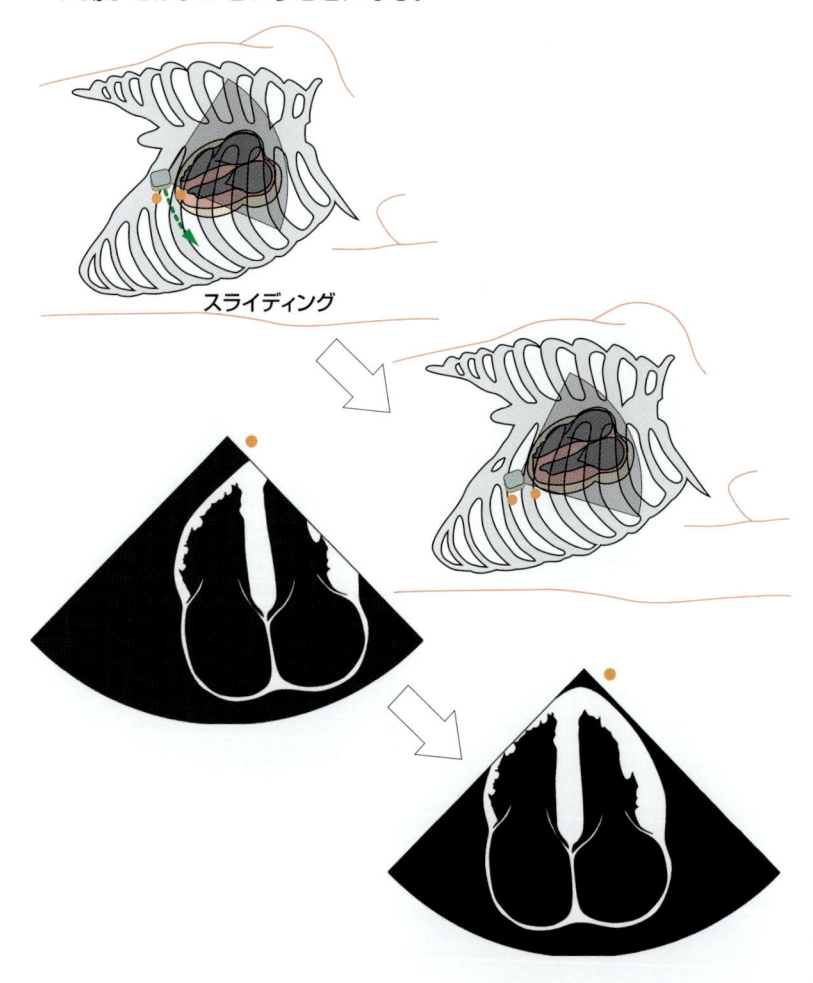

スライディング

F. 画像を見て探触子を動かす方向を知るためのヒント

▷ では，下図のような画像では，探触子をどちらに動かすのがよいか？
①か②か？

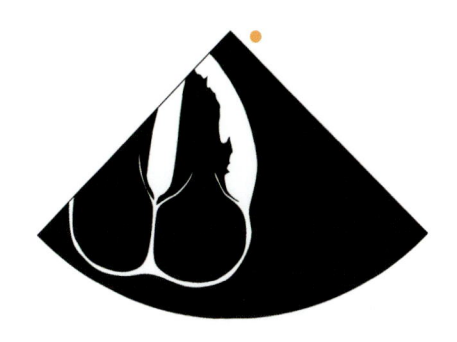

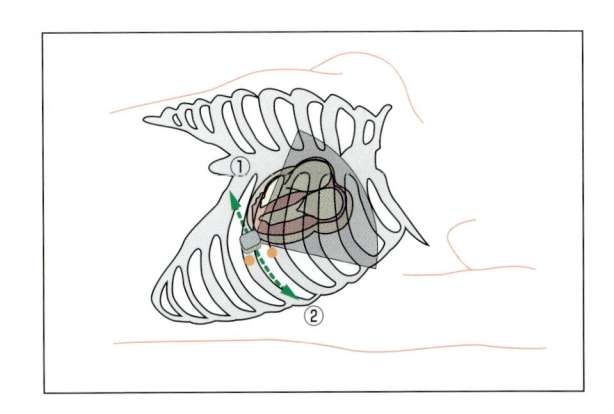

▷ 画像を見ると，四腔像の心尖部は探触子マーカーとは反対の方向にあることがわかる。
▷ 適正な四腔像を描出するには，体表に当てている探触子を探触子マーカーとは反対方向に断層面に対し水平に動かせばよい。
▷ 探触子マーカーを上手に活用すれば，画像を見て探触子を動かす方向が簡単にわかるようになる。

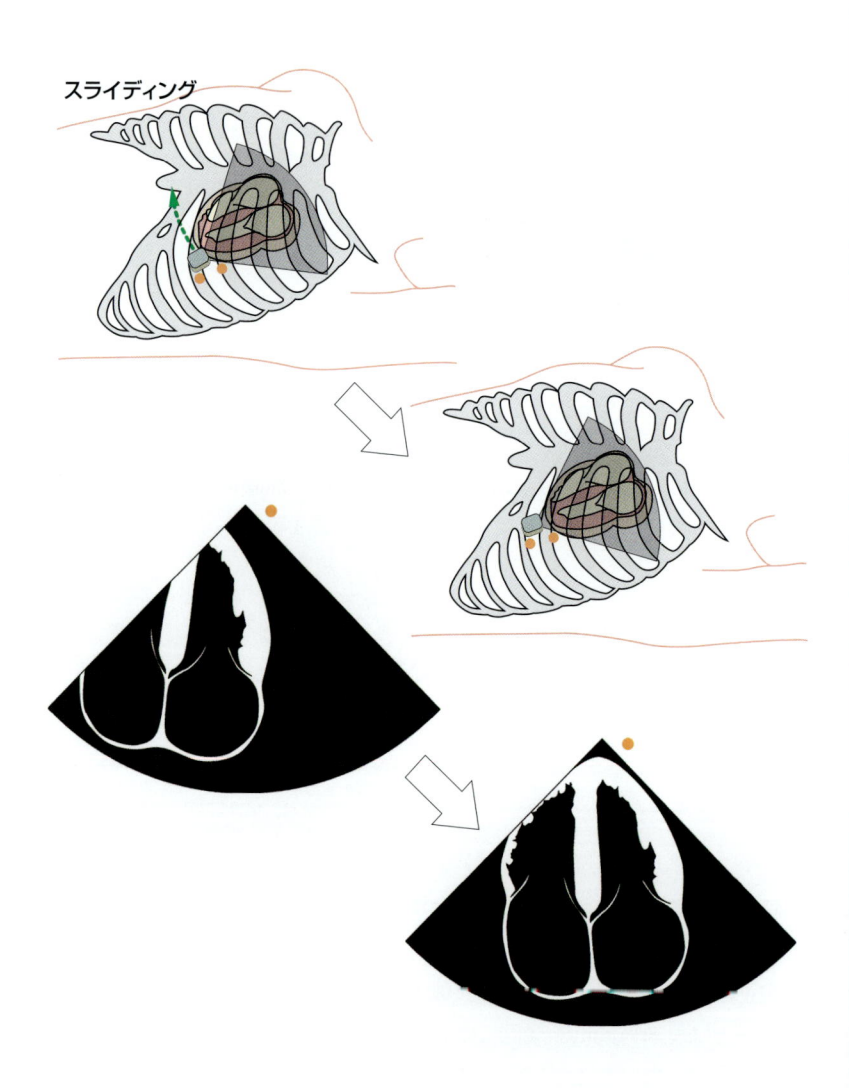

82 F. 画像を見て探触子を動かす方向を知るためのヒント

スライディング

F. 画像を見て探触子を動かす方向を知るためのヒント

基本断面ワンポイント

▷ 超音波は音響インピーダンスの差が大きい部位では反射するため音波が内部まで入らない。したがって，下表のように軟部組織である臓器と空気・骨は音響インピーダンスの差が大きいため超音波が入らず，心臓が描出されないということになる。

	音速	音響インピーダンス
空気	330m/s	0.0004kg/m^2・s
軟部組織	1540m/s	―
骨	4080m/s	7.8kg/m^2・s

▷ 心臓周囲の空気とは肺のことであり，骨は肋骨のことである。肺の影響は体位や呼吸の調節によりある程度コントロール可能であるが，肋骨の影響はどうしても避けられない。しかし，無闇に探触子をあてるのではなく，ちょっとした工夫で肋骨の影響を軽減することが可能である。

胸骨左縁アプローチの場合

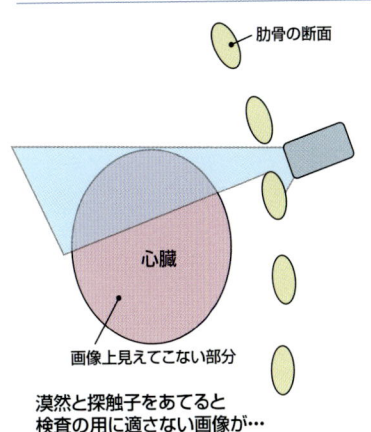

漠然と探触子をあてると検査の用に適さない画像が…

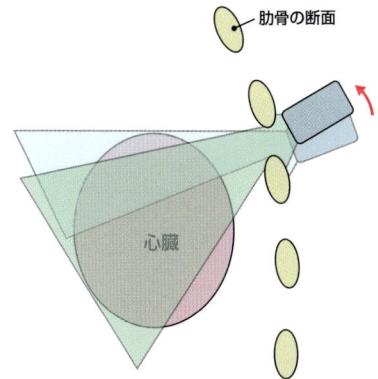

上位肋間からアプローチする胸骨左縁アプローチでは，やや上の肋骨へ押し当てるような感じに探触子を置くと，観察範囲が広がる。

84　F. 画像を見て探触子を動かす方向を知るためのヒント

心尖部アプローチの場合

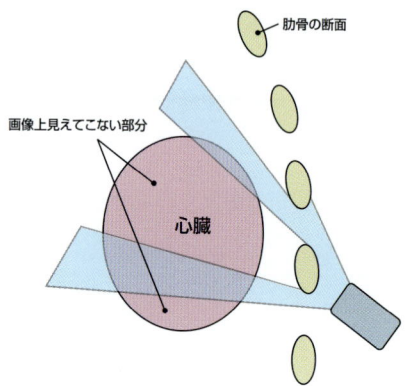

肋骨の断面

画像上見えてこない部分

心臓

漠然と探触子をあてると
検査の用に適さない画像が…

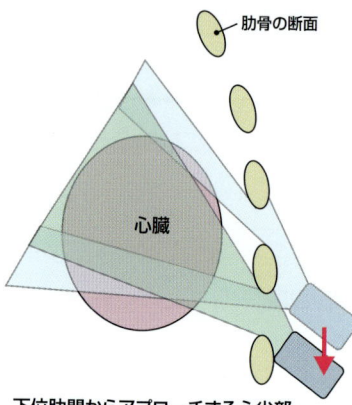

肋骨の断面

心臓

下位肋間からアプローチする心尖部
アプローチでは，やや下の肋骨へ
押し当てるような感じに探触子を置くと，
観察範囲が広がる。

6. その他のアプローチ

A	剣状突起下アプローチ（Subcostal approach）	86
B	傍胸骨右縁アプローチ（Right sternal approach）	92
C	胸骨上窩アプローチ（Suprasternal approach）	96

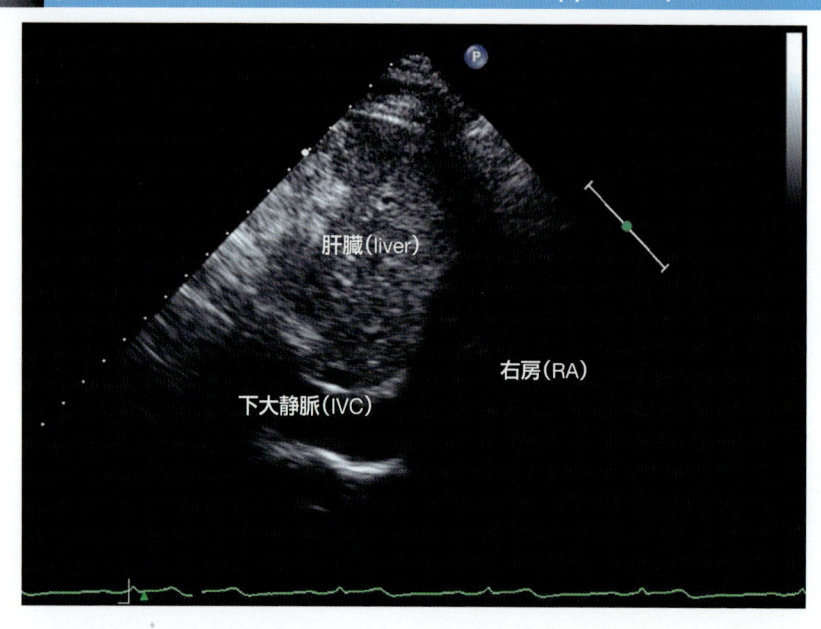

A. 剣状突起下アプローチ（Subcostal approach）

肝臓（liver）

右房（RA）

下大静脈（IVC）

適正画像のチェックポイント

▷ 下大静脈が右房と連続性がある（解剖学的右房の同定）。
▷ 下大静脈の長軸を描出する。

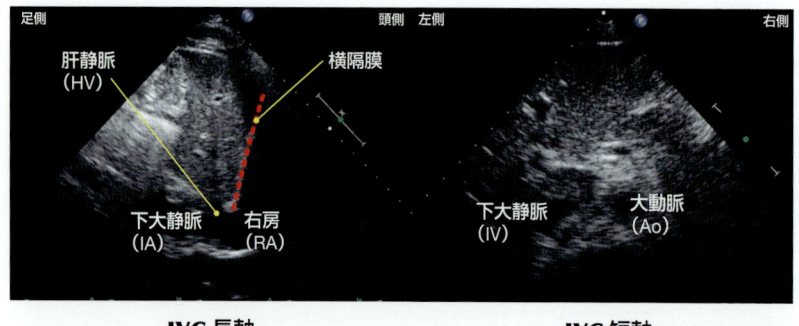

足側　　　　　　　　　　頭側　左側　　　　　　　　　　右側

肝静脈（HV）　　横隔膜

下大静脈（IA）　右房（RA）　　　下大静脈（IV）　大動脈（Ao）

IVC 長軸　　　　　　　　　　**IVC 短軸**

A. 剣状突起下アプローチ（Subcostal approach）

探触子の位置

▷ 探触子をマーカーが頭側になるよう剣状突起下に置き，探触子を足側に傾け，さらに被検者の左側へ傾ける。

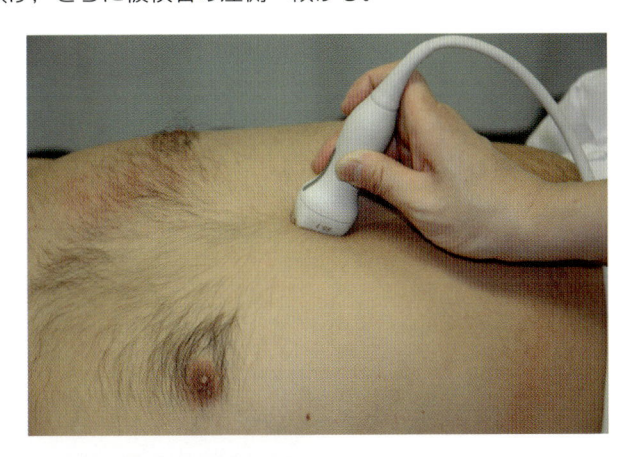

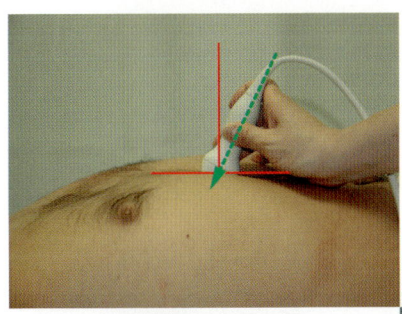

患者側面から見た図

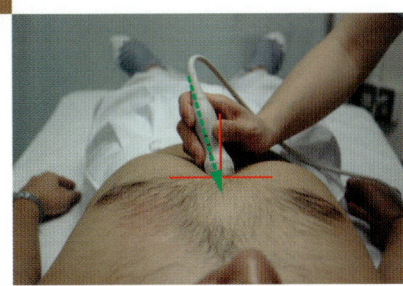

患者頭側から見た図

A. 剣状突起下アプローチ（Subcostal approach）

ポイント

▷ 下大静脈と腹部大動脈の鑑別
▷ 腹部大動脈は拍動性があり，下大静脈は呼吸性変動がある。

▷ 矢状断層にて腹部大動脈が描出されたら，そのまま探触子を被検者の左側に傾けると簡単に描出される。

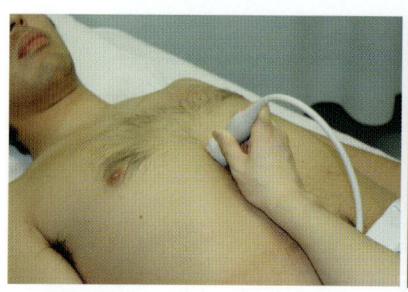

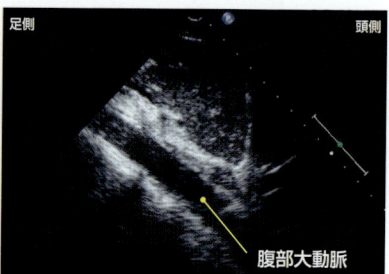

▶ 探触子マーカーを頭側へ向け，矢状断面を描出する。

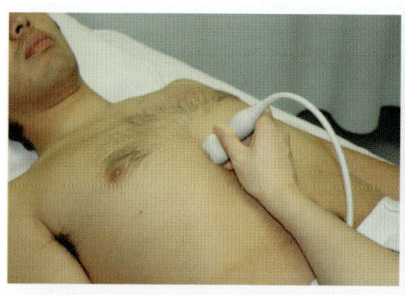

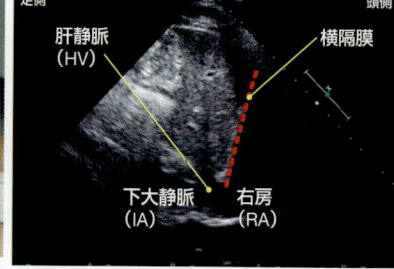

▶ 被検者の左側に探触子を倒す。

A. 剣状突起下アプローチ（Subcostal approach）

▷ 水平断面にて腹部大動脈，下大静脈を鑑別した後，下大静脈を画像の中心にし，そのまま探触子を90°回転させる。

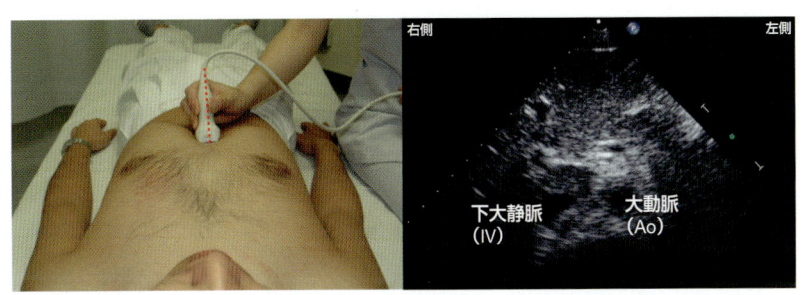

▶ 探触子マーカーを被検者の左側へ向け，水平断面を描出する。

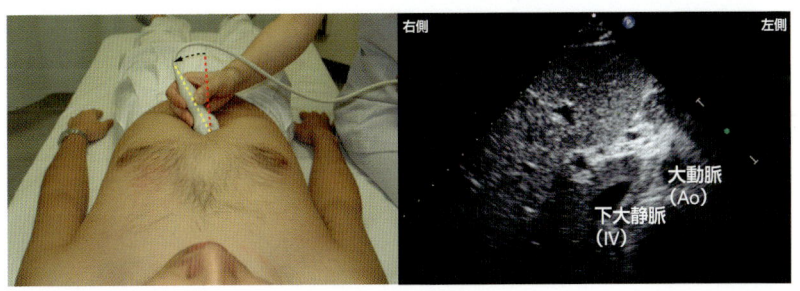

▶ 下大静脈が中央にくるまで右側へ倒す。

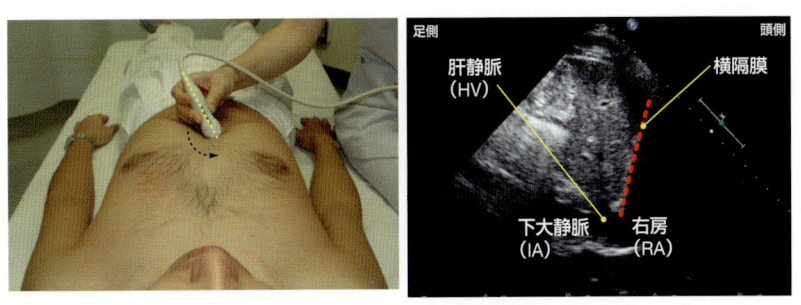

▶ 下大静脈が中央にきたら，軸をずらさぬように90°回転する。

A. 剣状突起下アプローチ（Subcostal approach）

剣状突起下からのアプローチで下大静脈が描出されない場合

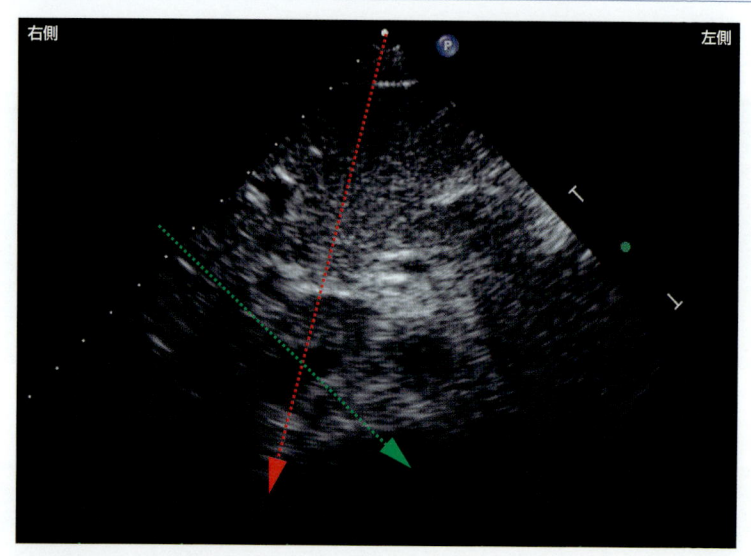

▶ **赤矢印**：剣状突起下アプローチのビームライン
　緑矢印：右肋間アプローチのビームライン

▷ 右肋間からアプローチする。

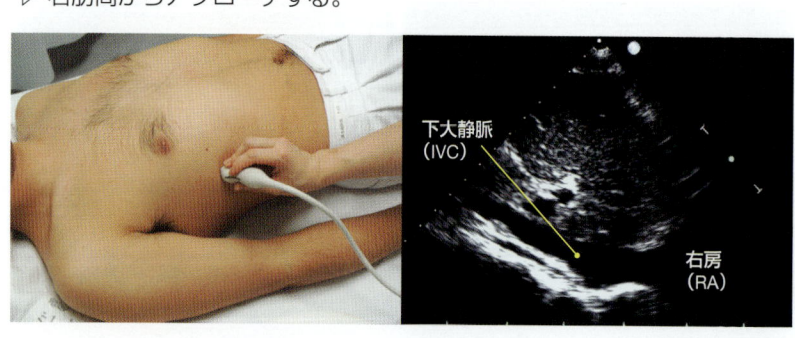

下大静脈（IVC）
右房（RA）

A. 剣状突起下アプローチ (Subcostal approach)

観察のポイント

▷ 下大静脈と右房との連続性
▷ 下大静脈の径と呼吸性変動の有無
▷ 心嚢液貯留

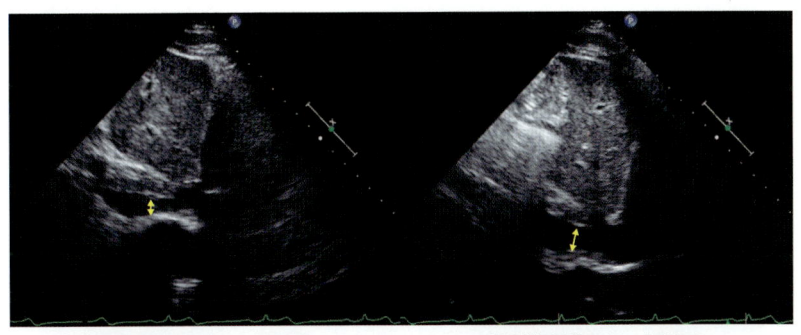

呼吸性変動あり（吸気）　　　　呼吸性変動あり（呼気）

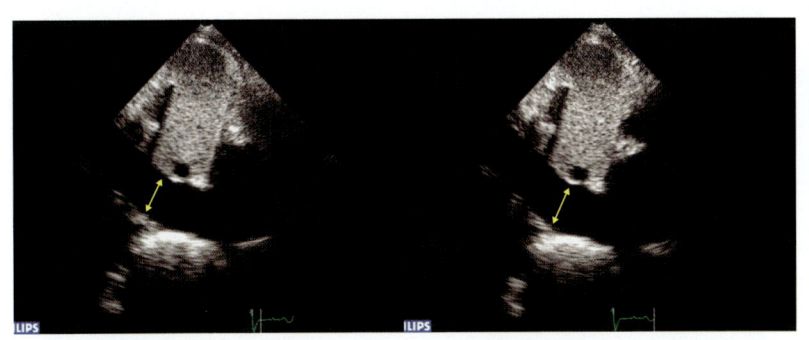

呼吸性変動なし（吸気）　　　　呼吸性変動なし（呼気）

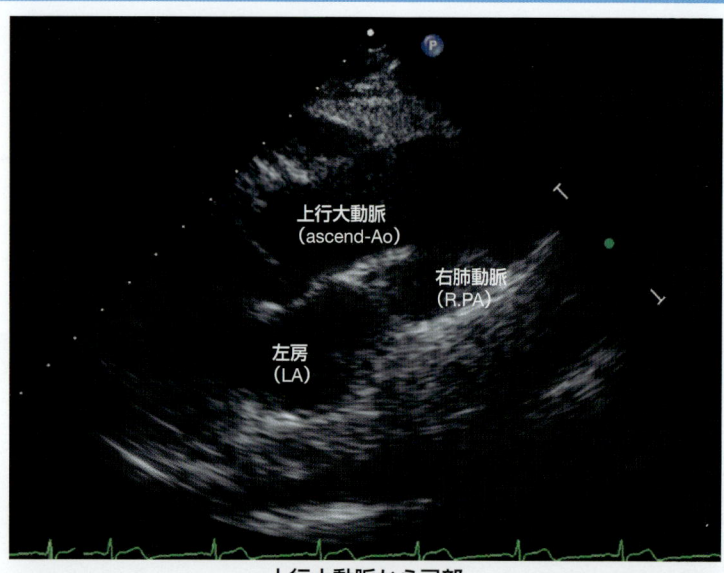

92　B. 傍胸骨右縁アプローチ（Right sternal approach）

上行大動脈から弓部

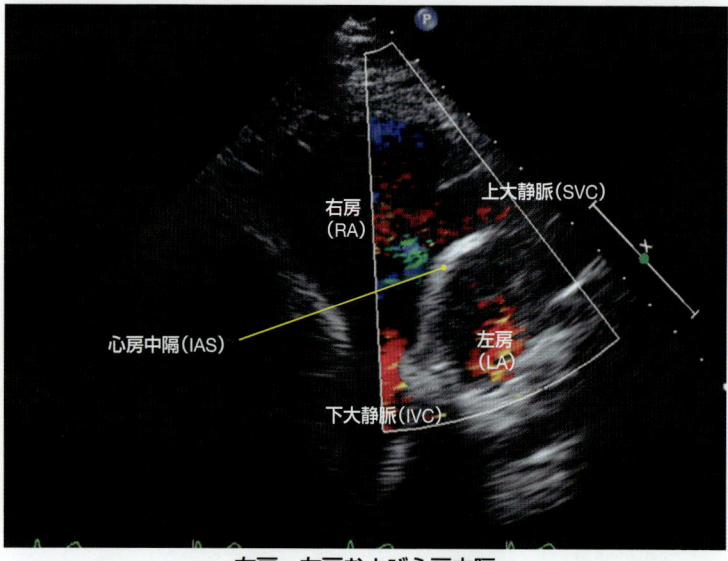

右房・左房および心房中隔

B. 傍胸骨右縁アプローチ（Right sternal approach）

アプローチ部位

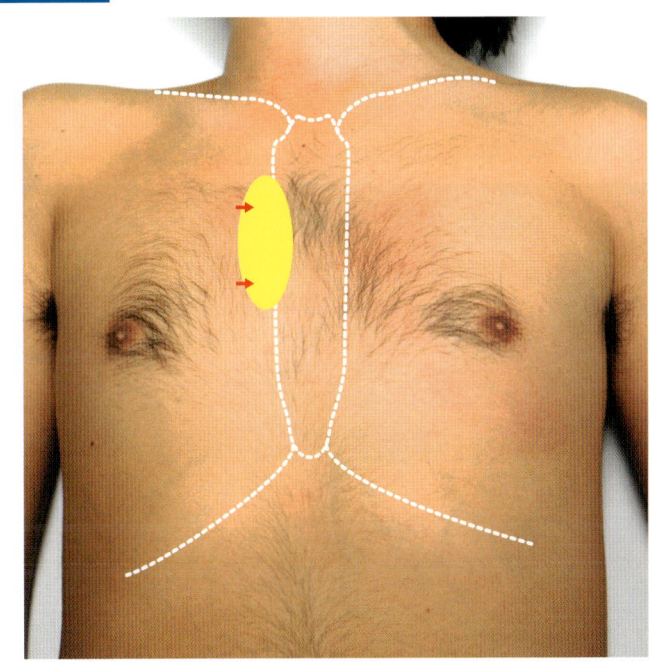

▷ 上位肋間では上行大動脈が描出可能である。
▷ 下位肋間では右房，心房中隔，左房が描出可能である。

上行大動脈から弓部大動脈の描出

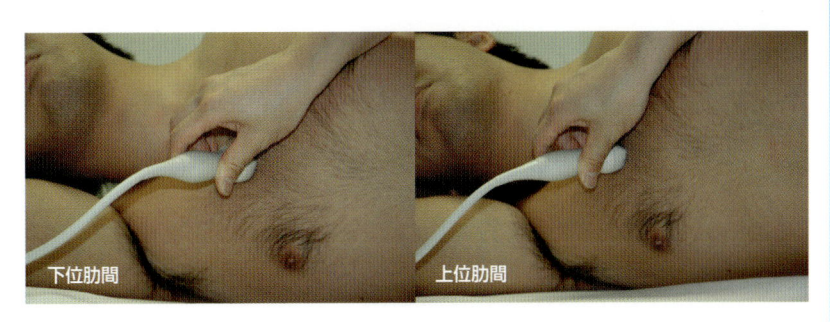

下位肋間　　　　上位肋間

B. 傍胸骨右縁アプローチ（Right sternal approach）

観察のポイント

▷ 上位肋間
▷ 上行大動脈瘤，大動脈弁狭窄症の最大流速検出
▷ 下位肋間
▷ 心房中隔欠損症，卵円孔開存

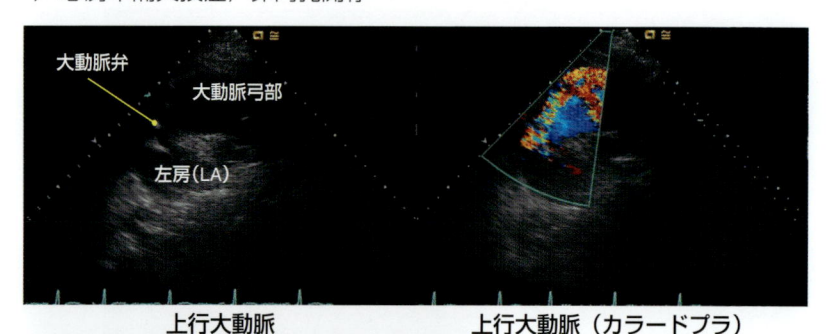

上行大動脈 / 上行大動脈（カラードプラ）

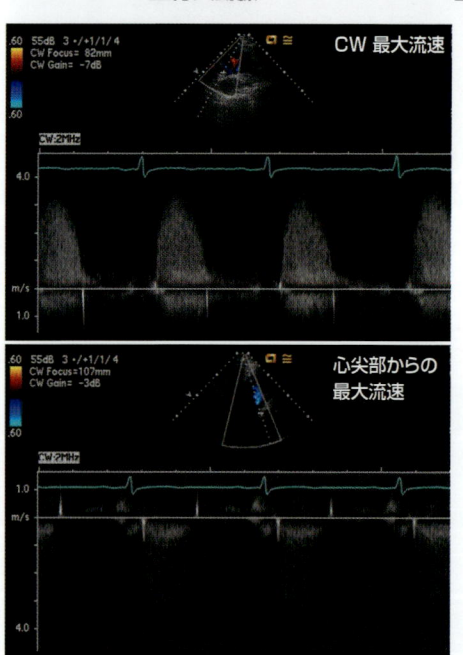

大動脈弁、大動脈弓部、左房(LA)

CW 最大流速

心尖部からの最大流速

▷ 心尖部からの最大流速は3.5m/secで，エンベロープが非常に不明瞭であるが，胸骨右縁では4.0m/secを示し，エンベロープがはっきりしているのがよくわかる。

B. 傍胸骨右縁アプローチ（Right sternal approach）

心房中隔欠損症　　　　　　心房中隔欠損症（カラードプラ）

右房(RA)　欠損孔
左房(LA)

近年，高齢化に伴い大動脈弁狭窄症の患者が増えてきており，大動脈弁狭窄症のほとんどは加齢に伴う動脈硬化による石灰化性の弁硬化が原因となっている。
通常の心尖部アプローチでは石灰化によりエコーが大動脈内に入らず，大動脈弁狭窄症の最大血流速を描出できない場合がある。しかし，傍胸骨右縁アプローチでは石灰化の影響を受けず，大動脈弁通過後の血流速度を描出できる利点がある。

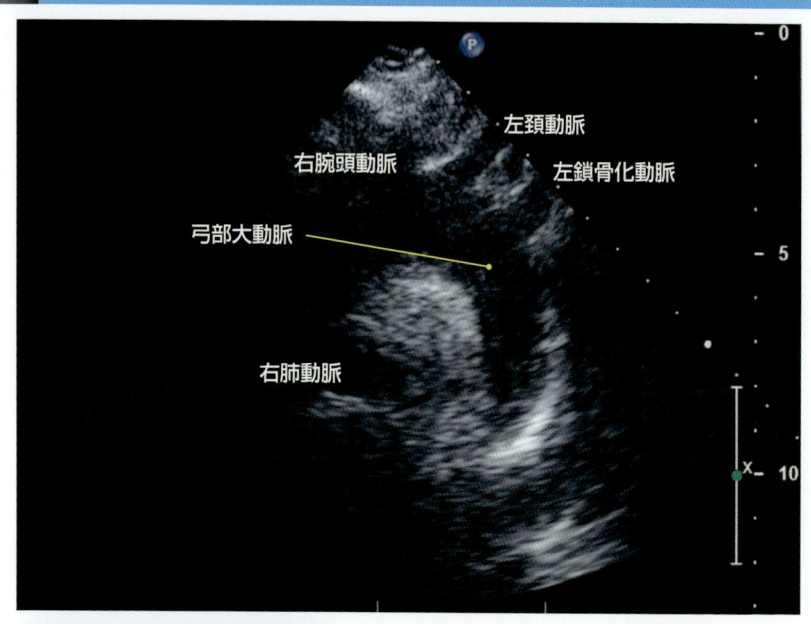

C. 胸骨上窩アプローチ（Suprasternal approach）

(画像内ラベル: 右腕頭動脈, 左頚動脈, 左鎖骨化動脈, 弓部大動脈, 右肺動脈)

適正画像のチェックポイント

▷ 上行大動脈，大動脈弓部，下行大動脈が描出される。
▷ 弓部から分岐する腕頭動脈，左総頚動脈，左鎖骨下動脈が描出される。

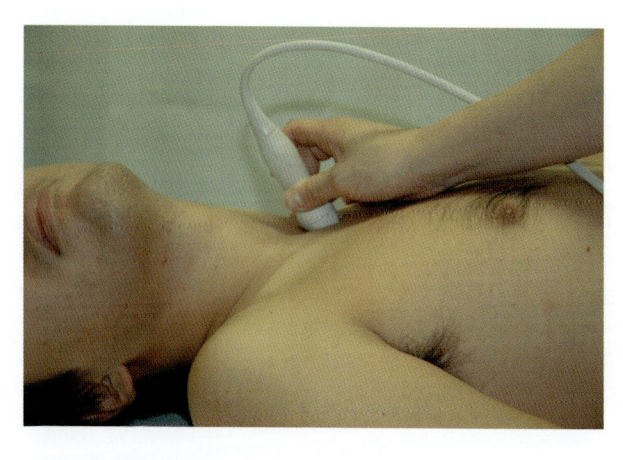

C. 胸骨上窩アプローチ（Suprasternal approach）

▷ 胸骨上窩に，傍胸骨短軸像と同じ向きに探触子を当て，胸骨の裏を覗き込むように探触子を傾ける。

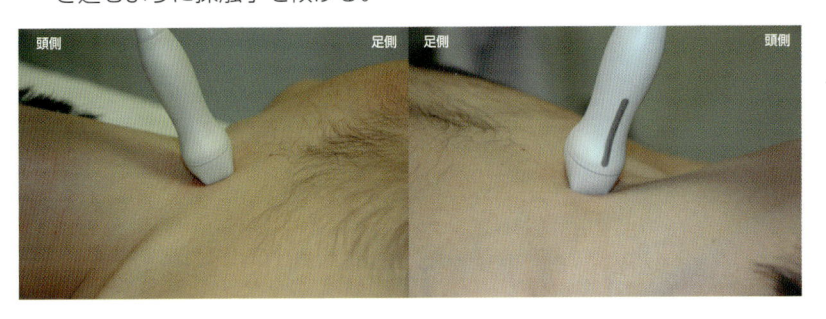

観察のポイント

▷ 上行，弓部，下行大動脈の大動脈瘤の確認
▷ 大動脈解離，弓部大動脈からの分枝への解離の進展
▷ 先天性心疾患の有無（大動脈縮窄症，動脈管開存症）

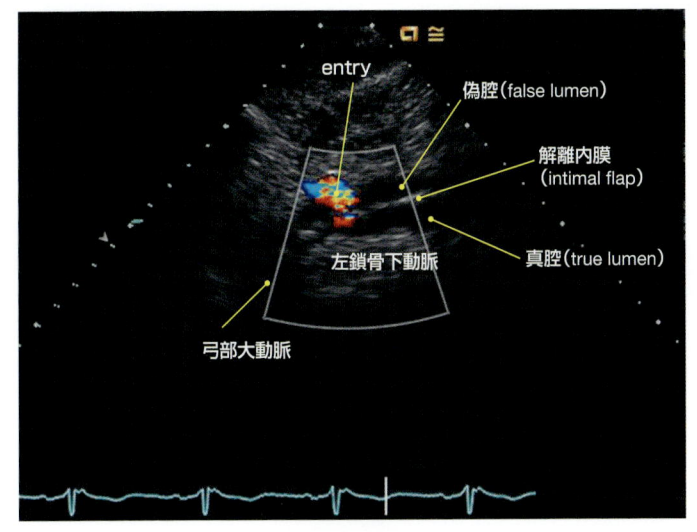

大動脈解離

MEMO

7. 心腔計測

A	Mモード法	100
B	断層法	108
C	左室駆出率の算出	110

A. Mモード法

▷ ルーチンでは，左房径，大動脈径，左室壁厚，左室内腔を計測する。
▷ 計測方法には，Mモード法と呼ばれる方法と，断層から直接計測する方法がある。

Mモード法

▷ Mモード法は縦軸に深度，横軸に時間をプロットした画像で，通常ルーチンではこのMモード法を用い各種心腔を計測する。
▷ 胸骨左縁長軸像を参照画像とし，大動脈弁レベル，僧帽弁レベル，左室腱索レベルを描出し計測する。

Mモード法の特徴

▷ 心臓各部位の動きのパターン認識，経時的な運動の観察など，時相を解析するのに優れている（時間分解能がある）。
▷ 心臓各部位に対して直角に超音波ビームが入射した条件下では，再現性のある正確な計測を行える。
▷ 計測対象部位に超音波ビームが斜めに入射した場合，正確な計測値が得られないという欠点を持つ。

胸骨左縁長軸像と各Mモード断層ライン

▷ きちんとした胸骨左縁長軸像が描出されていれば，各Mモードラインは計測対象部位に対し直角に設定される。

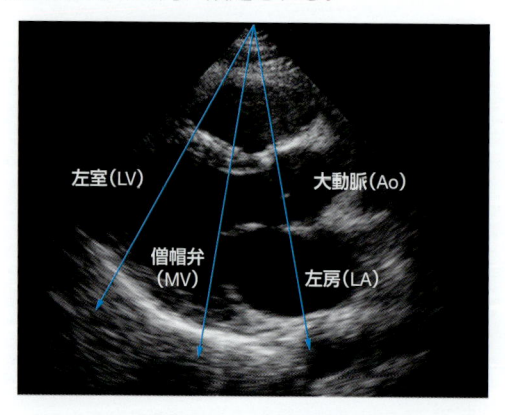

A. Mモード法

Mモード計測の基礎

▷ 壁と心内腔との境界のエコーは"すそびき"現象と呼ばれる幅をもって表示される。

▷ "すそびき"現象とは探触子と反対方向に尾を引くように認められる陰影で，画像のゲインにより"すそびき"の幅は変化する。

▷ エコー幅の探触子側をleading edgeと呼び，探触子から遠い側をtrailing edgeと呼ぶ。

▷ trailing edgeを用いて計測する際には，幅のあるエコーのどこからどこまでを計測するかが大切である。

▷ ゲインが適正であれば大きな問題にならないが，ゲインが高い場合には計測するポイントにより計測値が変わり問題となる。

▷ Mモード法で2点間の距離を計測する場合，それぞれのleading edgeを計測するのが普通である（leading edge to leading edge）。

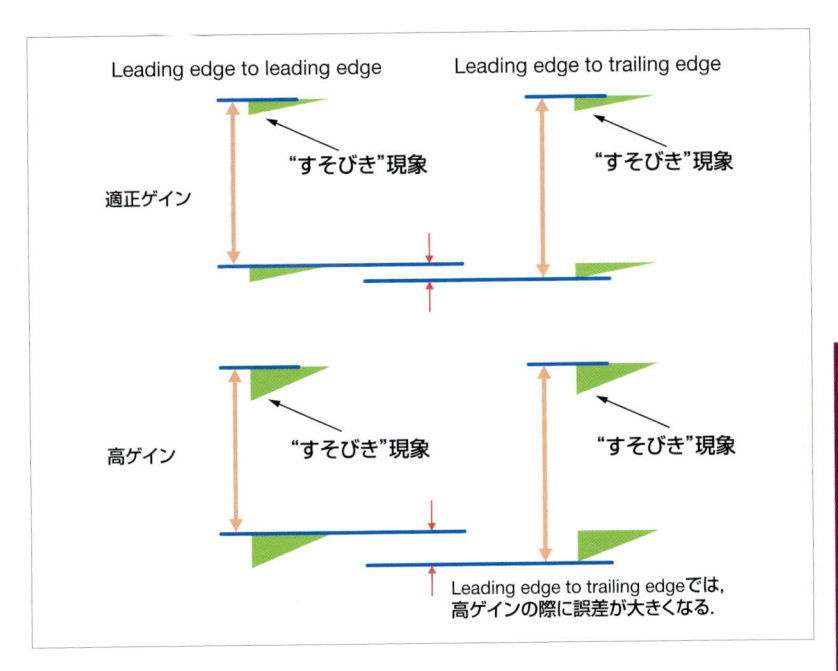

Leading edge to leading edge　　　Leading edge to trailing edge

"すそびき"現象　　　　　　　　　　"すそびき"現象

適正ゲイン

"すそびき"現象　　　　　　　　　　"すそびき"現象

高ゲイン

Leading edge to trailing edgeでは，高ゲインの際に誤差が大きくなる．

A. Mモード法

大動脈弁レベル

▷ 胸骨左縁長軸断面を描出し，Mモードカーソルを大動脈弁弁尖に設定。

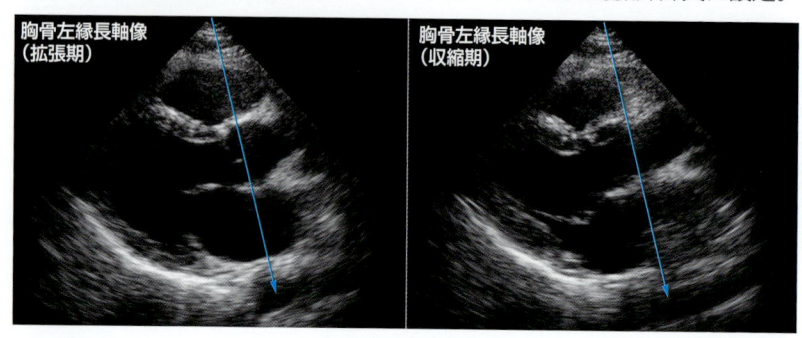

胸骨左縁長軸像（拡張期）　　胸骨左縁長軸像（収縮期）

大動脈弁レベルMモード

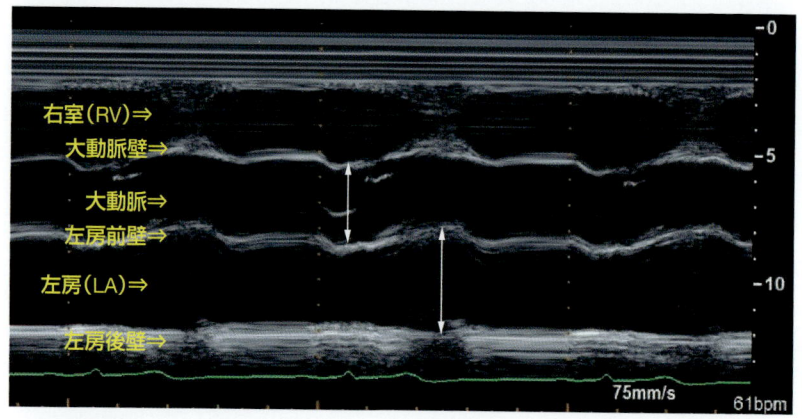

右室（RV）⇒
大動脈壁⇒
大動脈⇒
左房前壁⇒
左房（LA）⇒
左房後壁⇒

75mm/s　61bpm

▷ 大動脈径　＜3.5cm
- 左室拡張末期すなわちQRS波の立ち上がりのところで計測する。

▷ 大動脈弁口径　＞1.5cm
- 通常は計測しない。

▷ 左房径　＜4.2cm
- 心室収縮末期すわなち径が最大のところで計測する。正常では大動脈径と左房径はほぼ等しい。

A. Mモード法

僧帽弁レベル

▷ 胸骨左縁長軸断面を描出し，Mモードカーソルを僧帽弁弁尖に設定。

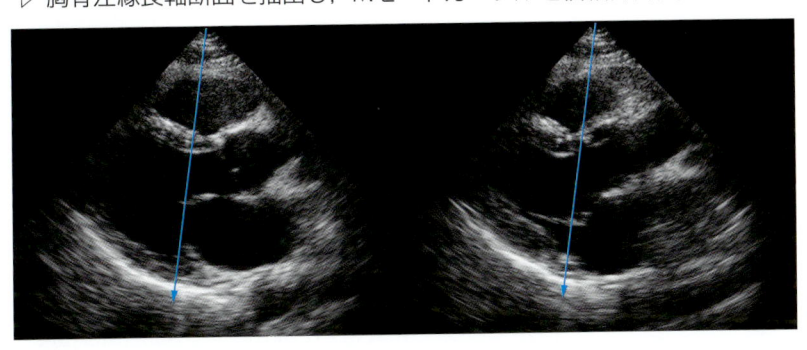

僧帽弁レベルMモード

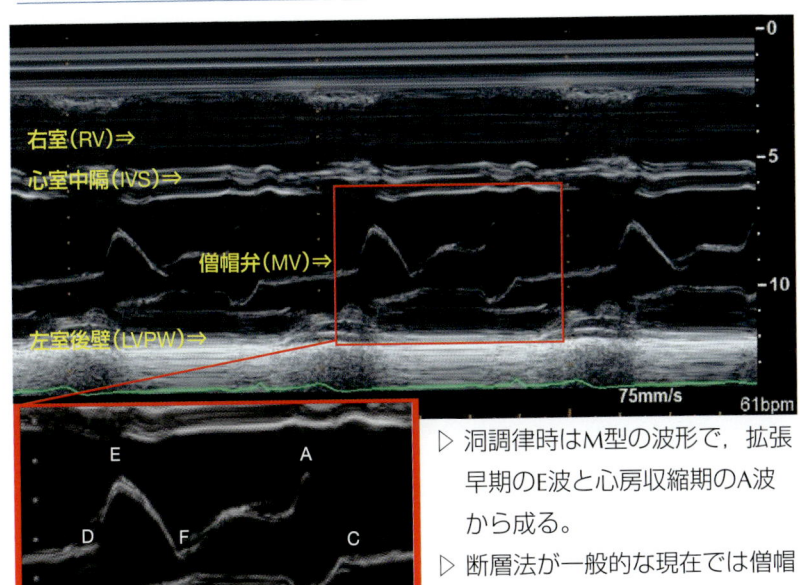

▷ 洞調律時はM型の波形で，拡張早期のE波と心房収縮期のA波から成る。
▷ 断層法が一般的な現在では僧帽弁の計測は不要である。僧帽弁の経時的な動き，パターンを見るために記録をとっておく。

A. Mモード法

左室レベル

▷ 胸骨左縁長軸断面を描出し，Mモードカーソルを僧帽弁と乳頭筋の間に設定。

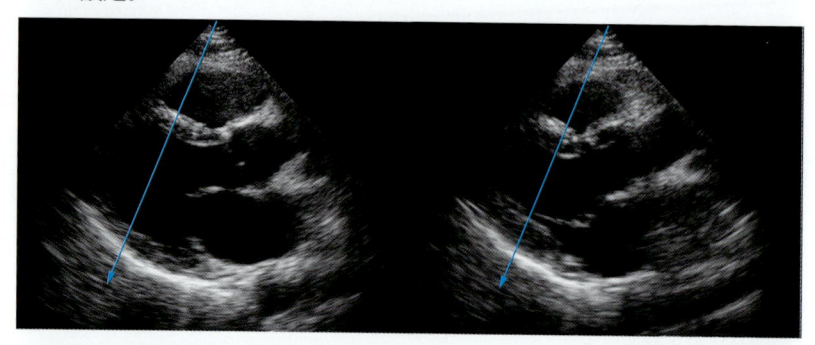

左室レベルMモード

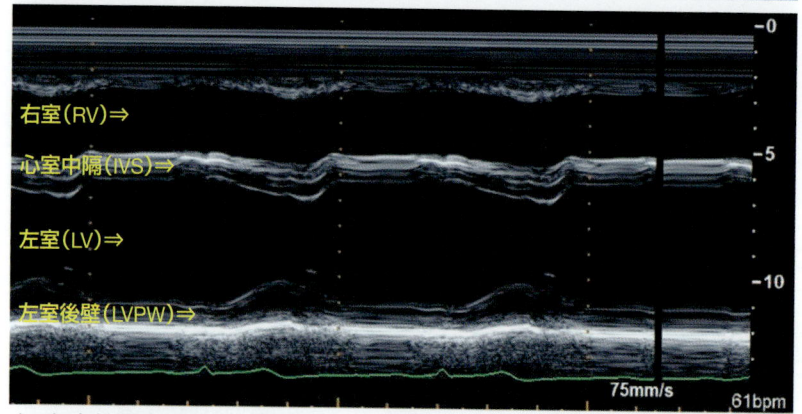

- 右室（RV）⇒
- 心室中隔（IVS）⇒
- 左室（LV）⇒
- 左室後壁（LVPW）⇒

75mm/s　61bpm

▷ 左室拡張末期径（LVDd）　＜5.5cm
　▶ 心電図のQ波の位置を左室拡張末期として計測。
▷ 左室収縮末期径（LVDs）
　▶ 心室中隔の収縮末期で計測。
▷ 心室中隔壁厚（IVSd）　＜1.2cm
　▶ 左室拡張末期，心電図のQ波の位置にて計測する。
▷ 左室後壁厚（LVPWd）　＜1.2cm
　▶ 左室拡張末期，心電図のQ波の位置にて計測する。

A. Mモード法

ポイント

▷ Mモード計測に際して注意すべき点がいくつかある。特に左室計測は重要な指標が算出されるため十分な注意を払って計測する。

超音波ビームが左室の正中に当たっているか？

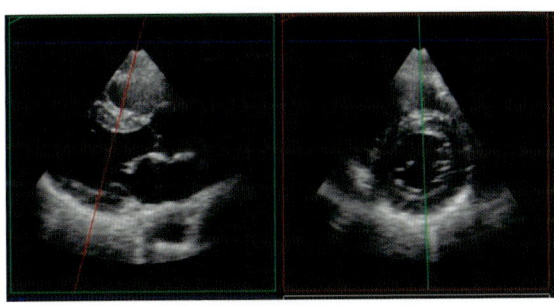

赤：短軸ライン
緑：長軸ライン

▶ きちんと正中に超音波ビームが当たっていれば，長軸で乳頭筋からの腱索は描出されない。

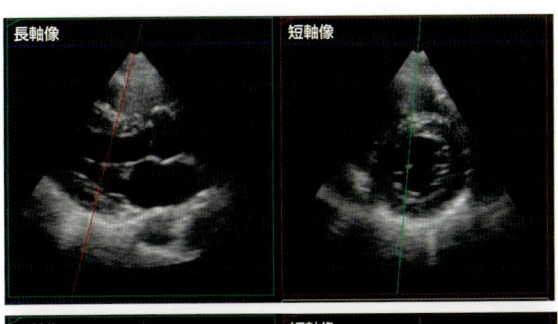

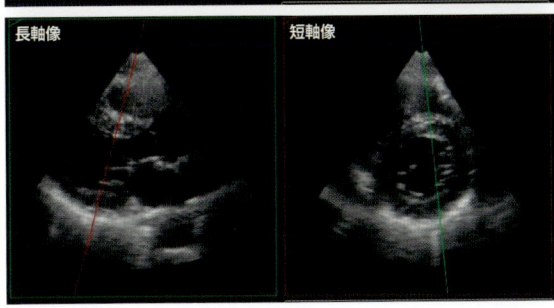

▶ 長軸像にて腱索が描出されている場合，短軸像で長軸面が左室の正中を設定できていないことがわかる（左室内腔は過小評価される）。

A. Mモード法

計測に影響する心腔内構造物

①中隔帯（moderator band）（左室Mモード）

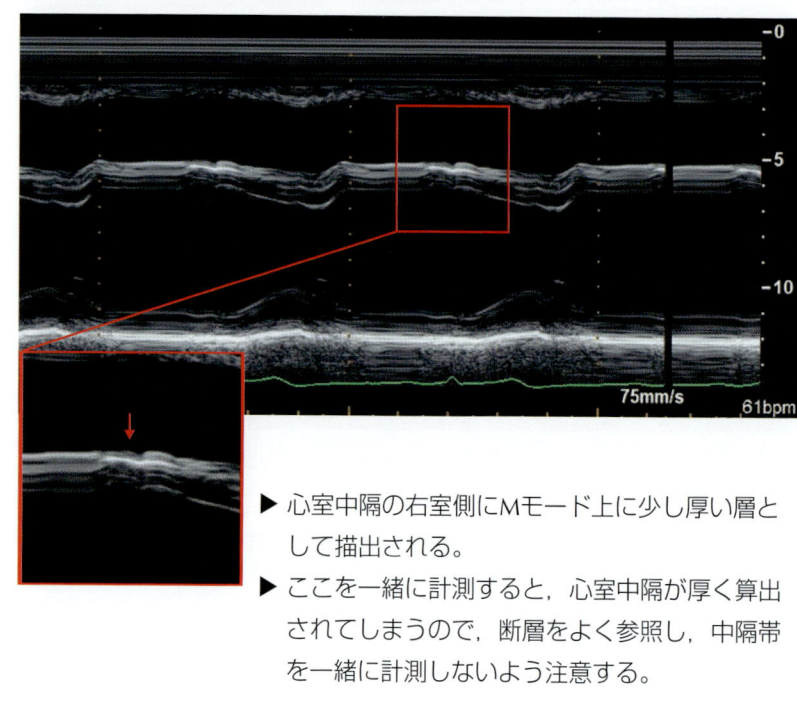

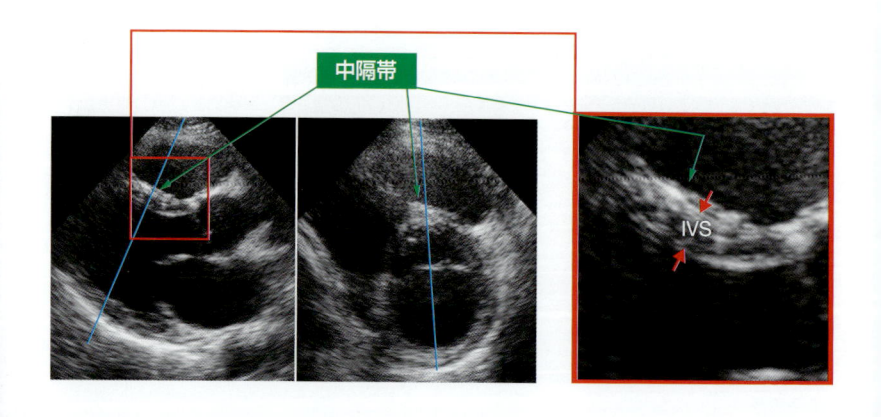

- 心室中隔の右室側にMモード上に少し厚い層として描出される。
- ここを一緒に計測すると、心室中隔が厚く算出されてしまうので、断層をよく参照し、中隔帯を一緒に計測しないよう注意する。

中隔帯

②左室後壁基部腱索（basal chordae）（左室Mモード）

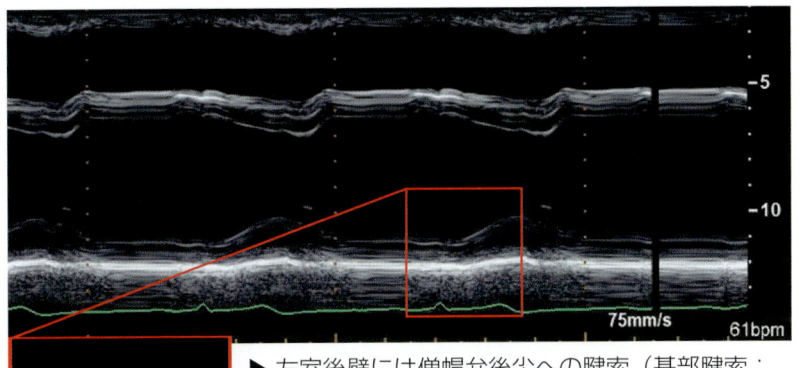

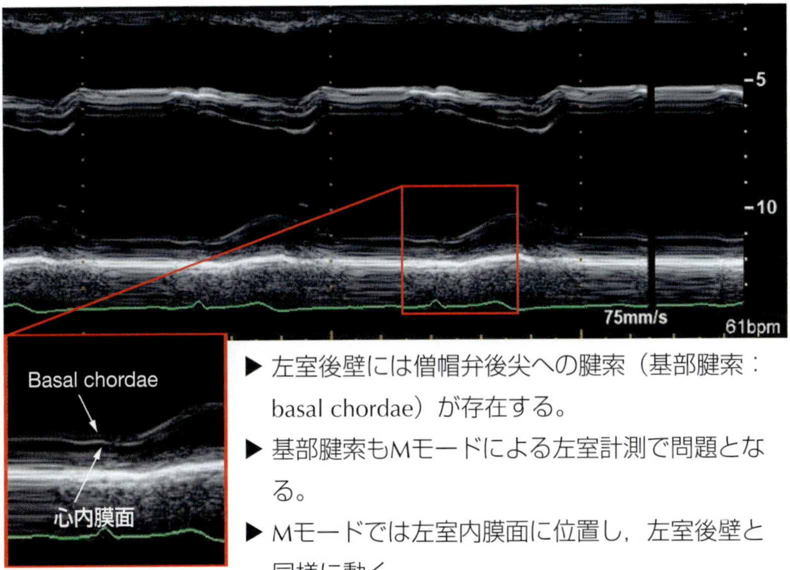

▶ 左室後壁には僧帽弁後尖への腱索（基部腱索：basal chordae）が存在する。
▶ 基部腱索もMモードによる左室計測で問題となる。
▶ Mモードでは左室内膜面に位置し，左室後壁と同様に動く。
▶ 実際の内膜面と腱索をよく観察すると，拡張期と収縮期でそれぞれのMモード上の線の間隔（厚み）が増さない。

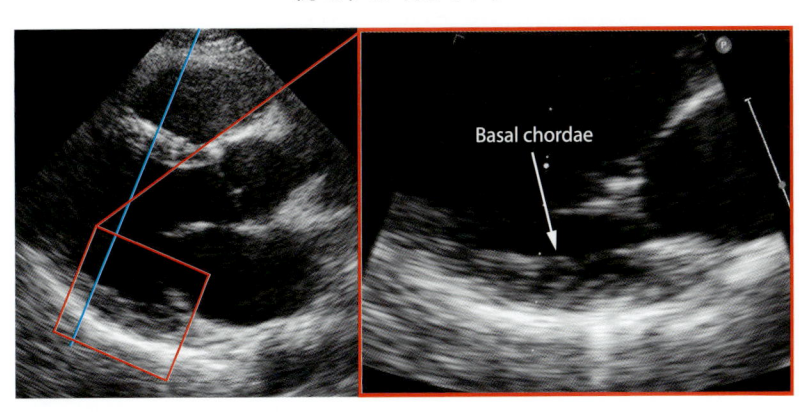

B. 断層法

▷ 胸骨左縁長軸像が正しく描出されていない時には，Mモードを計測してはいけない。

▷ 下図のように，計測対象部位に対し垂直に超音波ビームが入射されていない場合，得られた計測値は過大評価され信頼性にかけるデータとなる。

▷ 心エコー検査では各心腔の計測は必須であり，重要な心機能評価の一部であるため，正しくMモードが設定できない場合は，断層から直接心腔・壁厚を計測する。

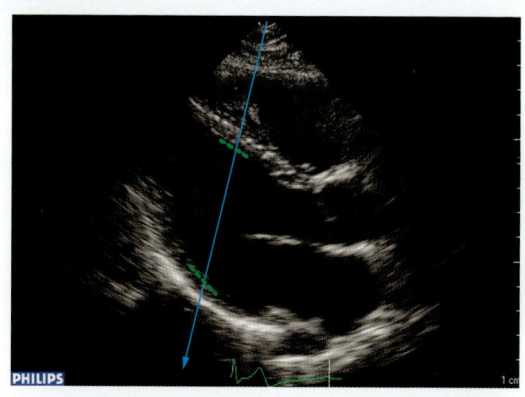

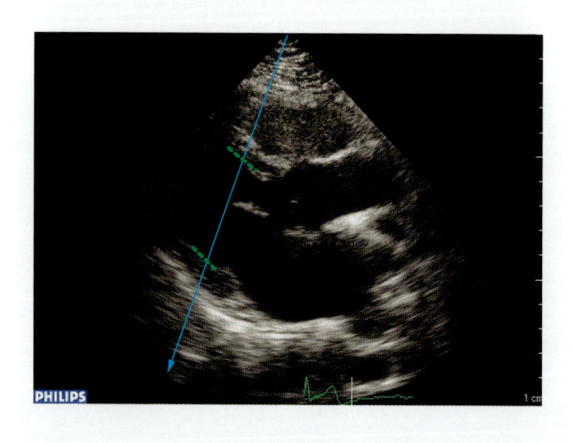

B. 断層法

計測点

▷ Bモードにて長軸断面（斜めになっていてもかまわないが，左室の正中を通る長軸をきちんと設定する）を描出し，数心拍観察してからフリーズボタンを押す。

▷ シネモードにて左室拡張末期（QRS波の立ち上がり）に時相を合わせ，腱索のレベルにて心室中隔壁厚，左室拡張末期径，左室後壁厚，大動脈径を計測する。

▷ 収縮期は収縮末期（心室中隔が一番厚くなるポイント，T波の終了点）に時相を合わせ，拡張末期と同様に腱索のレベルにて左室収縮末期径，左房径を計測する。

拡張期

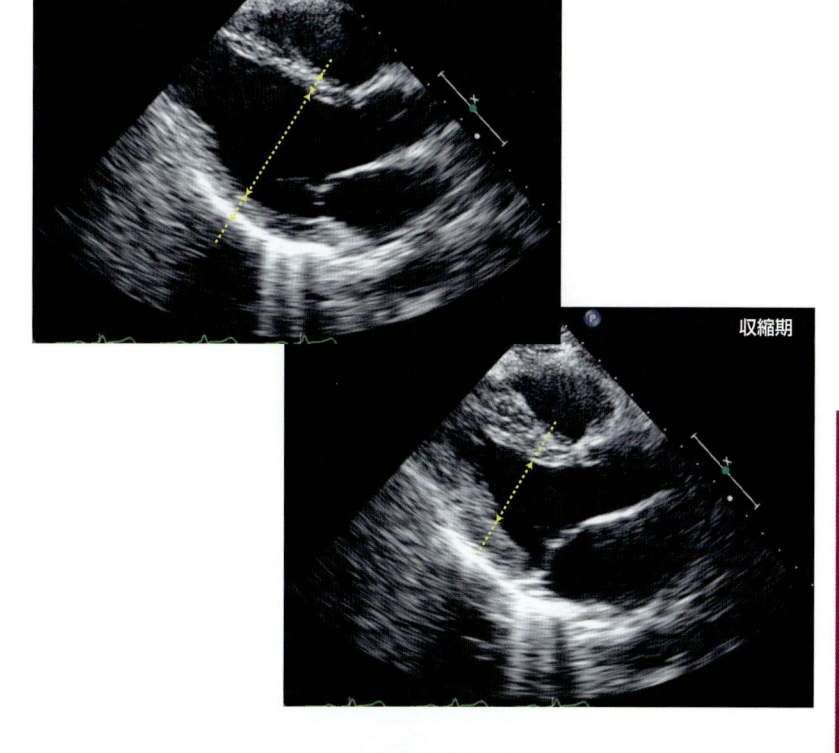

収縮期

C. 左室駆出率の算出

▷ Mモード法，断層法によって得られた左室の計測値から，左室拡張末期容積（LVEDV：left ventricular end-diastolic volume）および，左室収縮末期容積（LVESV：left ventricular end-systolic volume）が算出される。

▷ これらの容積値から，左室収縮能の指標である"左室駆出率（LVEF：left ventricular ejection fraction）"が算出される。

左室径から算出する左室容積算出の各種計算式

	計算式	左室径の仮定
Pombo法	$V = \pi/6 D^2 L$ $= \pi/6 D^2 (2D)$ $= \pi/3 D^3$ $\fallingdotseq D^3$	左室の短径・長径が心周期を通じて1：2であると仮定
Gibson法	$EDV = \pi/6 Dd^2 Ld$ $= Dd^3 (0.98Dd + 5.90)$ $ESV = \pi/6 Ds^2 Ls$ $= Ds^3 (1.14Ds + 4.18)$	左室造影の対比から $Ld = 5.90 + 0.98Dd$ $Ls = 4.18 + 1.14Ds$ と仮定
Teichholz法	$V = \pi/6 D^2 L$ $= \pi/6 D^2 (D/(0.075D + 0.18))$ $= 7.0 D^3 / (2.4 + D)$	左室造影の対比から $L = D/(0.075D + 0.18)$ と仮定

各式，左室を回転楕円体と仮定して算出．
V：左室容積，D：左室短径，L：左室長径

左室内径短縮率（%FS：% fractional shortening）

▷ Mモードで計測した左室拡張末期径（LVDd）と左室収縮末期径（LVDs）から簡単に算出できる。28％以下は左室収縮能低下を意味する。

▶ %FS＝（LVDd－LVDs）／LVDd×100

左室駆出率（LVEF：left ventricular ejection fraction）

▷ LVDdとLVDsから左室容積を算出し，ついで下式で算出するが，心エコー装置上では簡単にLVEF，%FSを算出してくれる。

▶ LVEF＝（LVEDV－LVESV）／LVEDV×100

▷ Mモードからの算出法では左室の一部しか計測しておらず，心尖部の壁運動は加味されていないため，局所壁運動異常を伴う心筋梗塞例ではあてにならない。

C. 左室駆出率の算出

より正確な左室駆出率算出法

断層法（Modified Simpson法）

▷ 心尖部四腔像，心尖部二腔像の心内膜をそれぞれトレースして算出する方法である。

▷ 左室局所壁運動異常がある場合でも利用できる。

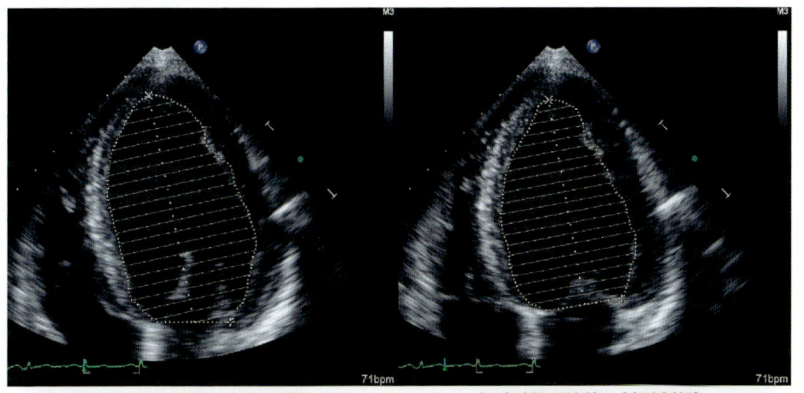

心尖部四腔像（拡張期）　　　心尖部四腔像（収縮期）

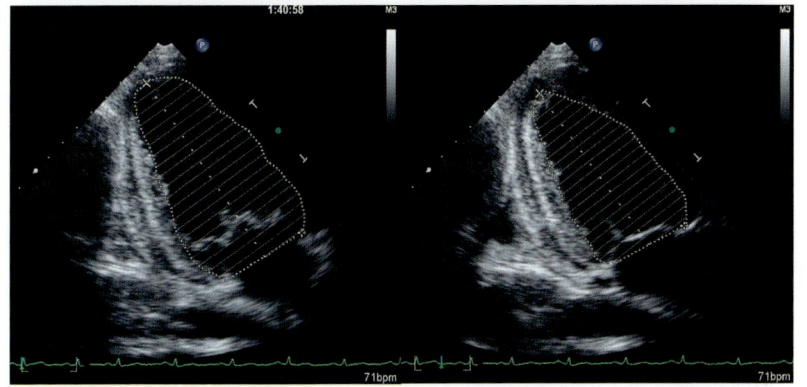

心尖部二腔像（拡張期）　　　心尖部二腔像（収縮期）

▷ 正確な左室駆出率算出のためには，正しい断面の設定が重要である。
▷ 拡張期・収縮期それぞれの断面の長軸径が10%未満にする。
▷ 機種によって長軸径のパーセンテージを算出してくれるものもある。

C. 左室駆出率の算出

3Dエコーによる左室駆出率算出

▷ Philips社製心エコー装置iE 33では，三次元により左室駆出率を算出可能である。

▷ 特殊なプローブにより心臓のボリュームデータを取得し，解析ソフトにより左室駆出率を算出する。

▷ 心尖部を含む心臓のボリュームデータが得られていれば，かなり正確な左室駆出率が算出される。

▷ Modified Simpson法のように心内膜をトレースする必要もなく，心尖部からの長軸径など気にせず解析が可能である。

▷ 左室を17分割した局所の容積変化も知ることができる。

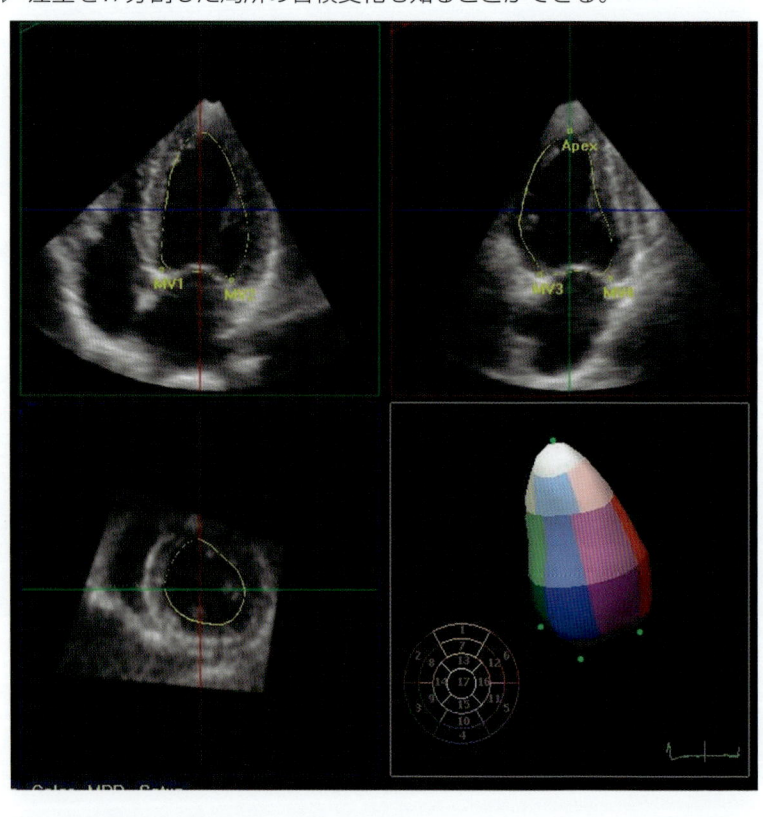

8. ドプラ法

A	カラードプラ法	**114**
B	パルスドプラ法	**118**
C	組織ドプラ法	**121**
D	ルーチンで必要な血流波形	**122**
E	左室拡張能の評価	**128**
F	連続波ドプラ法	**131**

A. カラードプラ法

▷ ドプラ検査は非侵襲的に心腔内の血流の状態を把握でき，心内圧の推定が可能な検査法である。
▷ 近年，心機能の評価（特に拡張機能）に利用され，循環器領域では必要不可欠な検査法といえる。
▷ 心機能評価に際し重要なドプラ法であるが，各種ドプラ法の特徴を理解し，目的に応じて使い分ける必要があり，評価を行う上できれいな画像を記録しておくことが重要である。

カラードプラ法

▷ カラードプラ設定領域でのあらゆる場所にサンプルポイントを設定し，そこで得られたドプラ信号をカラー表示したものである。
▷ 通常，探触子へ近づく血流を「赤」，遠ざかる血流を「青」で表示。
▷ 速い血流は「明るく」，遅い血流は「暗く」表示する。
▷ 乱流は赤・青・緑などの混在した表示（モザイクパターン）にする。
▷ 角度依存性があり，「折り返し現象」を起こすことがある。

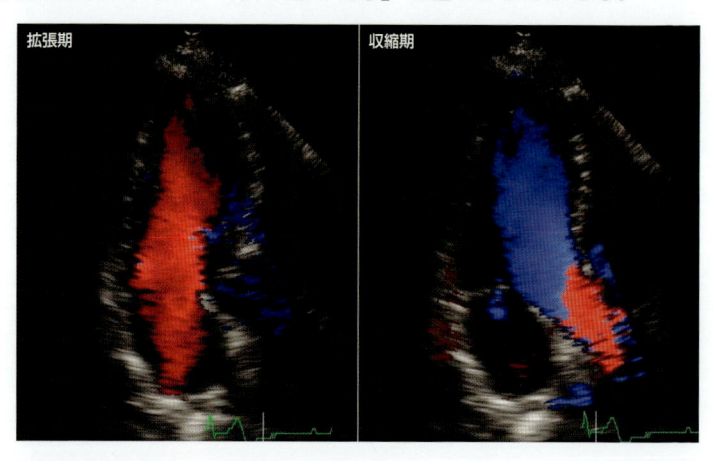

▷ 拡張期には左房から左室へ血液が流入し，探触子方向へ血液が近づくので赤く表示され，収縮期には左室から大動脈へ血液が流出し，探触子方向から遠ざかるので青く表示される。収縮期に左室流出路—大動脈で赤く表示されるのは「折り返し現象」が生じている影響である。

A. カラードプラ法

カラーゲインの設定

▷ カラーゲインを少しずつ上げていき，左室壁や心臓周囲にノイズが出現しないゲインが適切なゲイン設定である。

▷ 低ゲインでは逆流の程度などを過小評価し，高ゲインではノイズが多く見にくく，逆流等を過大評価することがある。

▷ カラーゲインの違いにより見え方がかなり変化する。

▷ 下図では，ほんのわずか僧帽弁逆流を認めるが，高ゲイン像では僧帽弁逆流の程度が過大に表現されている。

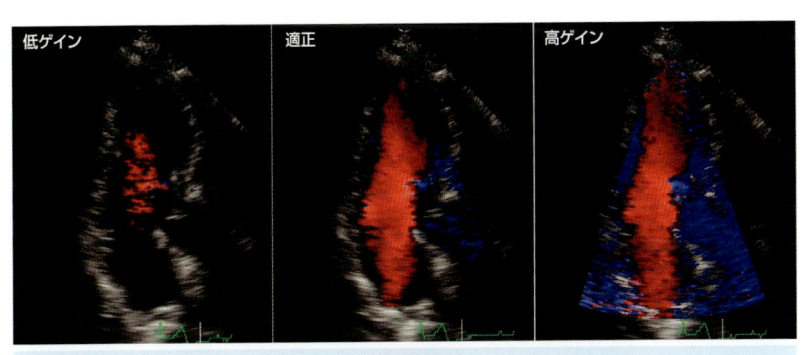

拡張期

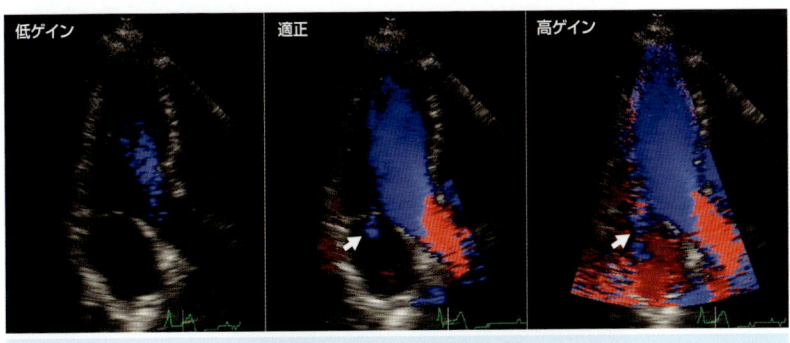

収縮期（矢印は僧帽弁逆流）

A. カラードプラ法

断層ゲイン

▷ カラーゲインが適切であっても，断層ゲインの影響でカラーの表現に変化が出る。

▷ 断層ゲインは，心内腔が黒く抜け，心内膜面がしっかり描出されるのが適切な設定である。

▷ カラードプラ法にて速度が遅い部分や，カラードプラ信号の弱い部分は断層ゲインが高い時にはカラーとして表現されていない。

▷ カラードプラの表現が弱いからといってカラーゲインを高くするのではなく，断層ゲインをよく見て適切な断層ゲインを調整する。

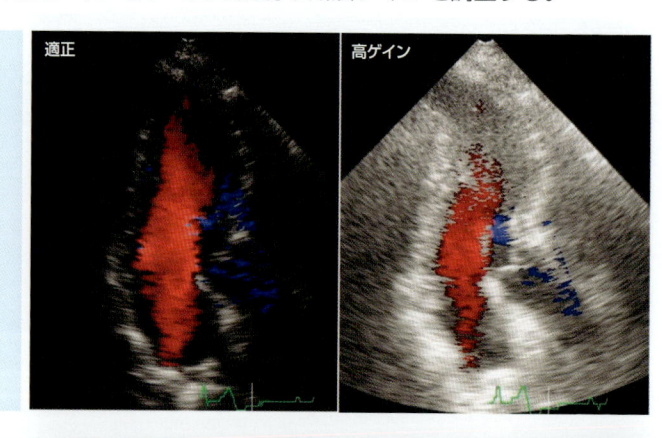

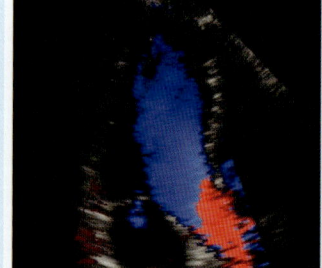

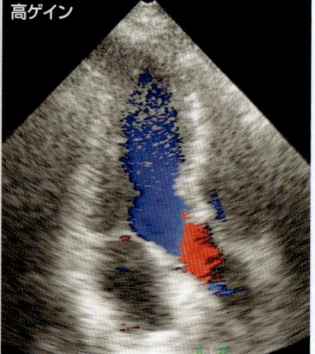

	適正	高ゲイン
拡張期		
収縮期		

A. カラードプラ法

カラードプラ速度レンジの設定

▷ 通常，カラードプラ法の速度レンジは50〜80cm/sec程度である。

▷ 心エコーで描出される心臓内の血流速度がおおよそ1m/sec前後の速度であり，50〜80cm/secの速度レンジで明瞭にカラー表示されるように設定されているからである。

▷ 血流が遅い場合や見にくい場合は，速度レンジを低くすることにより容易に低流速の血流をカラードプラ上で捕らえられるようになる。

▷ 肺静脈血流波形を描出する際や，心房中隔欠損症のシャント血流を見る際に速度レンジを低くすると見やすい場合がある。

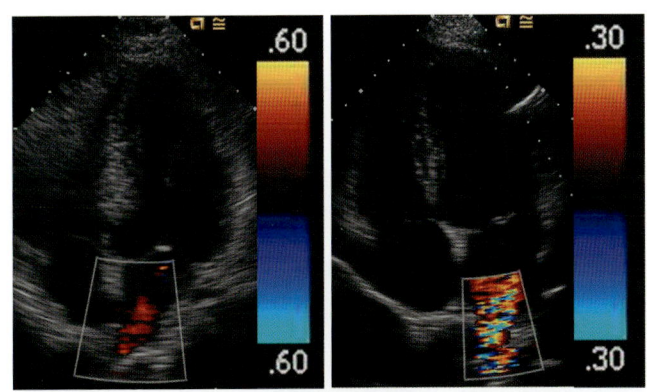

肺静脈血流波形

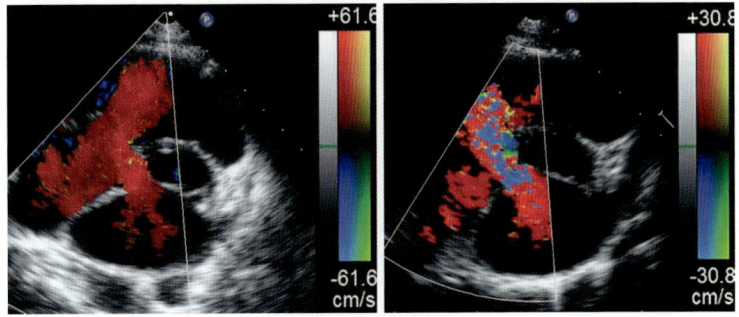

心房中隔欠損症

B. パルスドプラ法

▷ パルスドプラ法では，ある任意の部位の血流速を知ることができる。
▷ 測定可能な速度に限界があり，限界速度を超えた波形は「折り返し現象」を起こし，最高速度を計測できない欠点がある。
▷ 正常の心臓内の血流速度はほぼ1m/sec前後であり，この程度の血流ならばパルスドプラ法の計測範囲内である。

サンプルポイントの設定

▷ 計測のために設定された特定部位を「サンプルポイント」と呼ぶ。
▷ サンプルポイントは任意の位置に設定できるほか，血流を検出する幅を設定することができる。
▷ サンプルポイントの幅を大きくすれば検出する部位が広がり，さまざまな血流成分が検出できる。
▷ 速さの違いはエンベロープの幅で表現され，サンプルポイントが大きくなるとエンベロープの幅が広がって辺縁がギザギザ（下図赤矢印）になり，計測時に判別しにくい波形となる。
▷ 美しい波形の記録にはサンプルポイントの幅も重要な要素となる。

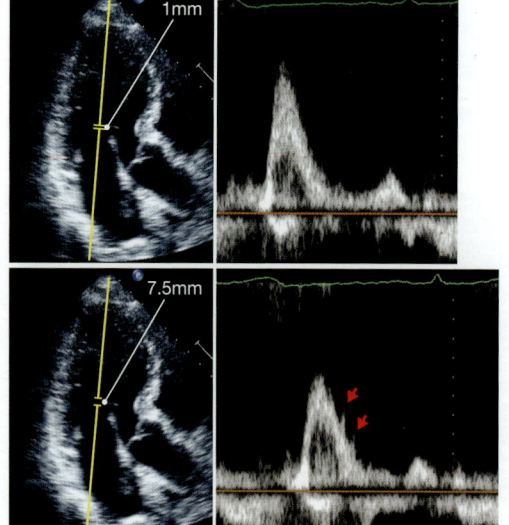

サンプルポイント幅：
1mm

サンプルポイント幅：
7.5mm

B. パルスドプラ法

ゲイン設定

▷ パルスドプラ法におけるゲイン設定では，波形のバックグラウンドが黒く抜け，波形の辺縁が明瞭に描出されるように調整する。

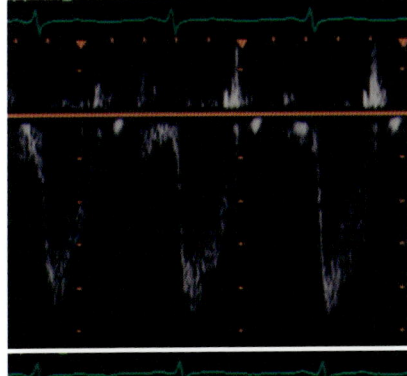

ゲイン［低］

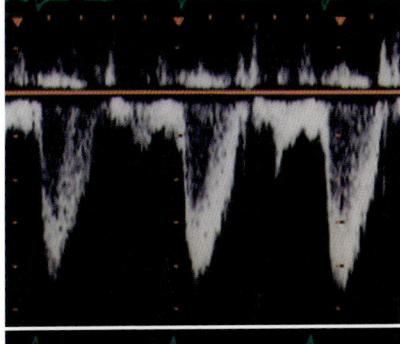

ゲイン［適］

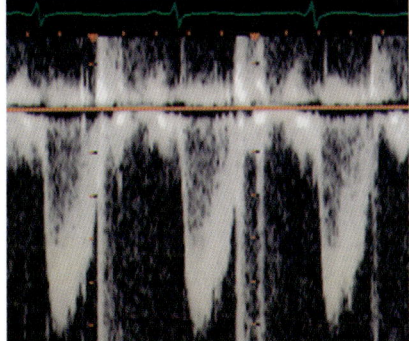

ゲイン［高］

B. パルスドプラ法

フィルタ設定

▷ 通常のフィルタは200Hz前後に設定にする。
▷ 高周波フィルタを用いるとベースライン付近の波形がカットされ，波形の立ち上がり等がわからなくなる。
▷ 低周波フィルタを用いるとベースラインのノイズが多くなる。
▷ 低流速の波形を描出する際には低周波フィルタを用いた方がベースライン付近の波形を明瞭に検出できる。
▷ 目的の血流速度によってフィルタを使い分けることが大切である。

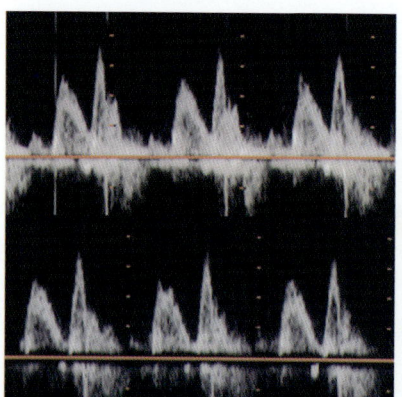

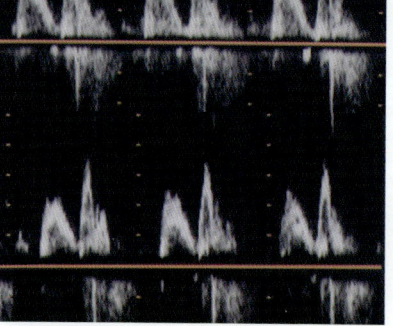

Filter low

Filter medium

Filter High

掃引速度

▷ 波形記録速度は通常50cm/sec程度であるが，時間計測をする際には100cm/secかそれ以上で計測すると誤差が少ない。
▷ 呼吸性変動など経時的な変動を見たい場合には25cm/secのような遅い掃引速度にすると見やすい。

C. 組織ドプラ法

▷ 組織ドプラ法（Tissue Doppler Imaging：TDI）とは，カラードプラ法と同様の原理を利用して組織のドプラ情報をカラー表示したものである。カラードプラ法は血流を検出し（速度の遅い成分をカットしている），組織ドプラ法は遅い速度成分を検出し（速度の速い成分をカットしている）表示している。

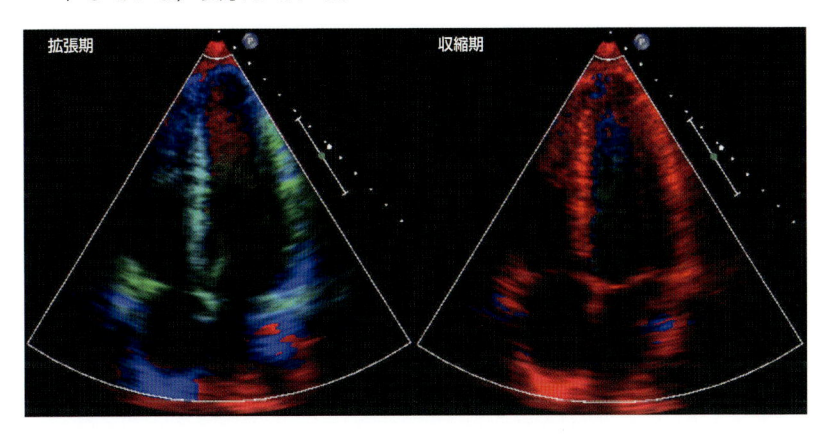

▶ 遠ざかる組織は青，近づく組織は赤く表示する。
▶ パルスドプラ法を用いることで速度波形を描出することができる。

▷ 通常のドプラ法と同様に，血流ではなく，組織の移動速度をパルスドプラ法にて表示することも可能である。

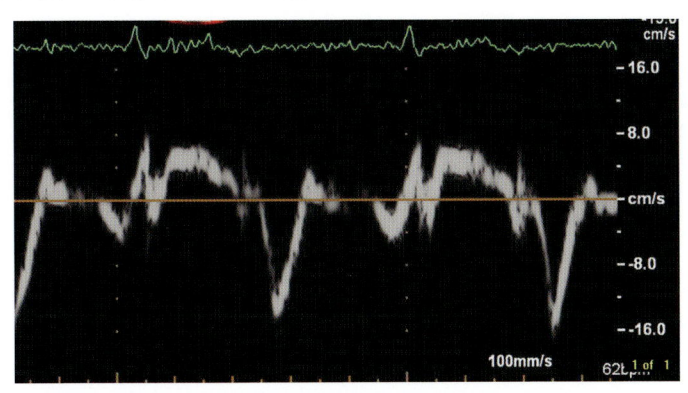

D. ルーチンで必要な血流波形

血流波形	描出断面	正常範囲
左室流入血流波形	心尖部長軸像 心尖部四腔像	0.6〜1.3m/sec
肺静脈血流波形	心尖部四腔像	
左室駆出血流波形	心尖部長軸像	0.9〜1.7m/sec
右室駆出血流波形	胸骨左縁短軸像大動脈弁レベル 胸骨左縁肺動脈長軸像	0.3〜0.7m/sec

左室流入血流波形

▷ 左室流入血流波形は左房から左室へ入る血液の状態を表している。

▷ 波形の生成は，心室の拡張による左房から左室へ急速に流入する急速流入波（early diastole wave：E波）と，心房収縮による心房収縮期波（atrial systole wave：A波）の2つのピークを持つ二相性の拡張期血流波形である。

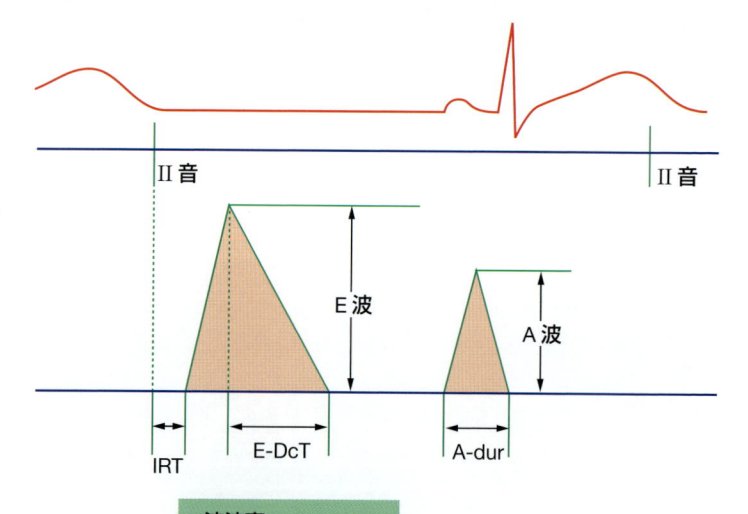

計測必須項目
- E波波高
- A波波高
- E波減速時間：E-DcT
- A波持続時間：A-dur

等容弛緩時間：IRT
（心音図があれば計測可能）

D. ルーチンで必要な血流波形

ポイント

▷ 左室流入血流波形を記録する際に注意すべき点は「サンプルポイント」の位置である。
▷ 左室拡張能を計測する場合，サンプルポイントは僧帽弁が開放した時の弁尖の位置に設定する。
▷ 一回拍出量を算出する場合には僧帽弁弁輪線上に設定する。
▷ 左室拡張能を評価する場合，サンプルボリュームの位置が変わると波形が変化し，計測値に影響を及ぼす。

描出断層像：心尖部四腔像，心尖部長軸断面
サンプルポイントの位置： 拡張能評価⇒僧帽弁弁尖部
　　　　　　　　　　　　　心拍出量算出⇒僧帽弁弁輪線上

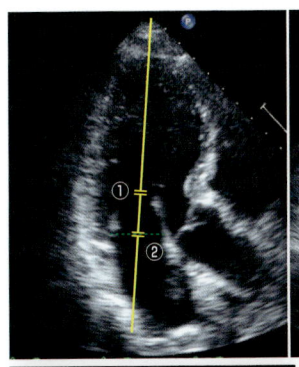

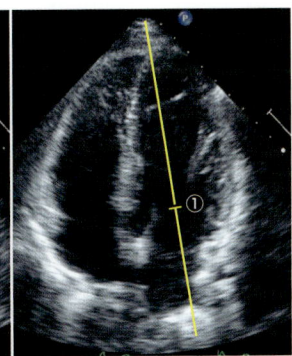

①：拡張能評価
②：心拍出量算出

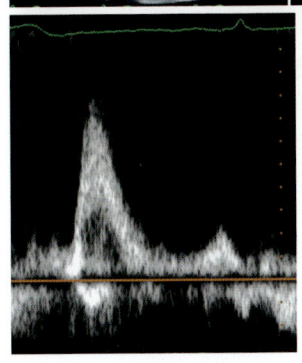

僧帽弁弁尖部波形

D. ルーチンで必要な血流波形

肺静脈血流波形

▷ 肺静脈血流波形は，心房に血液が流入する相と心房から肺静脈へ逆流する相の波形から構成される。

▷ 心房収縮期が終わり左室収縮期が始まると，僧帽弁が閉鎖し肺静脈から心房へ血液が流入する。

▷ 心房の拡張による**収縮早期波（PVs1）**，心室収縮に伴う弁輪の心尖部方向への移動から心房がさらに拡張し心房へ血液が流入する**心室収縮期波（PVs2）**，心室拡張期に僧帽弁が開放し肺静脈・左房・左室が一つの管となり肺静脈から左房へ血液が流入する**心室拡張期波（PVd）**，心房の収縮に伴って肺静脈へ逆流する**心房収縮期波（PVa）**の4相からなる。

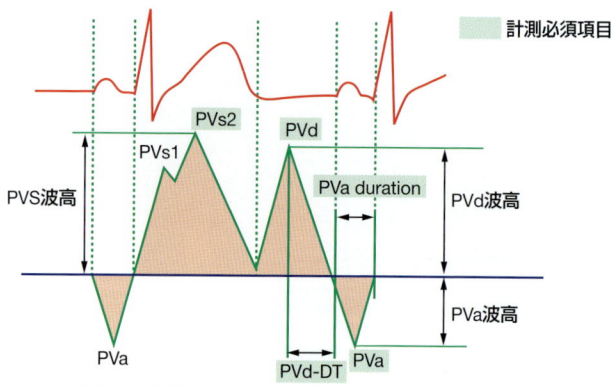

描出断層像：心尖部四腔断面

サンプルポイントの位置：左房から1cm程度肺静脈内

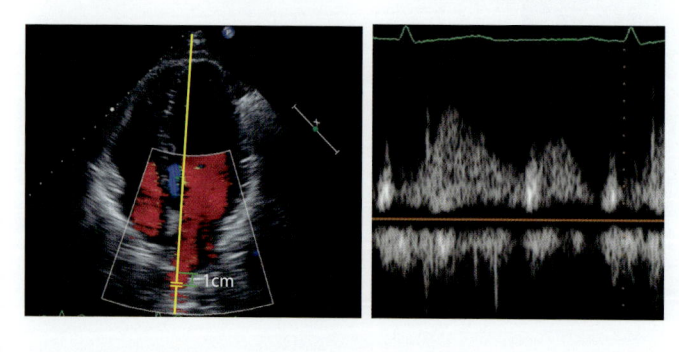

D. ルーチンで必要な血流波形

ポイント

▷ 心エコー専用でハイスペックな機器の場合，肺静脈血流波形を描出することはさほど困難ではない。

▷ 他検査と併用する汎用機では，肺静脈血流波形の描出が困難なことがしばしばある。

▷ 汎用機では，少し装置の設定を変えることで見やすくできることがある。

- ▶ カラードプラ法の関心領域を狭くする。
- ▶ カラードプラ速度レンジを低くする。

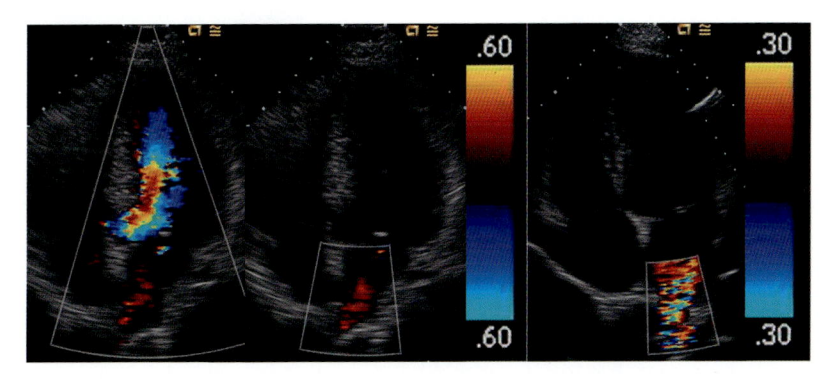

▷ 左室流入血流波形・肺静脈血流波形を計測し，それぞれの血流パターンの組合せと解剖学的な異常の有無を見ることによって，左室拡張能を評価することができる。

D. ルーチンで必要な血流波形

左室駆出血流波形

▷ 収縮中期にピークを持つ一相性の波形である。
▷ 左室流出路狭窄，大動脈弁狭窄・逆流などでピーク速度は増加する。

描出断層像：心尖部長軸像
サンプルポイントの位置：大動脈弁直下，大動脈弁位

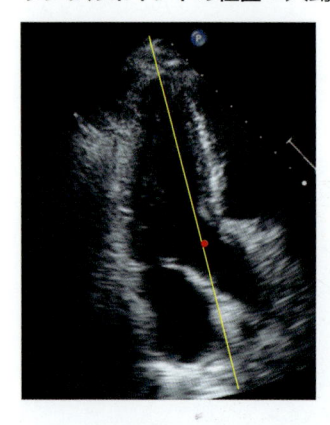

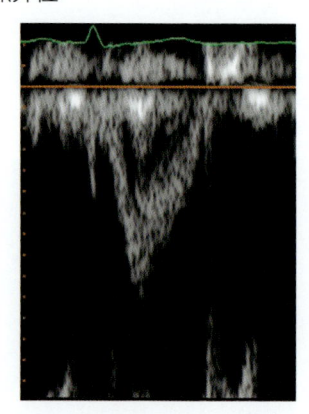

折り返し現象

▷ 測定可能な速度を超えているため「折り返し現象」が起きている．

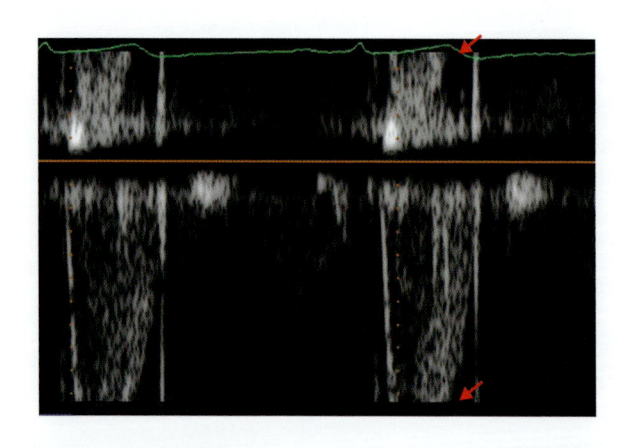

D. ルーチンで必要な血流波形

右室駆出血流波形

▷ 左室駆出血流波形同様，収縮中期にピークを持つ一相性の波形。
▷ 肺高血圧症では重症度に応じ，そのピークが収縮早期となる。

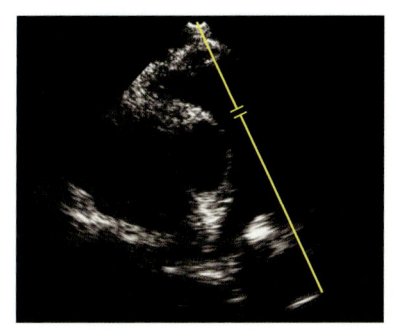

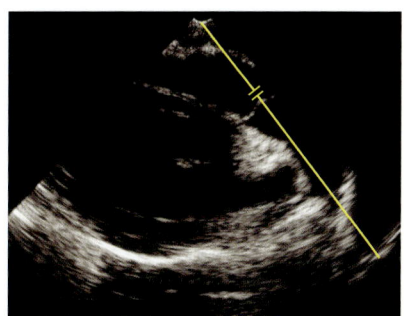

描出断層像：胸骨左縁短軸像大動脈弁レベル，胸骨左縁肺動脈長軸像
サンプルポイントの位置：肺動脈弁直下

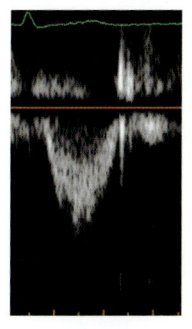

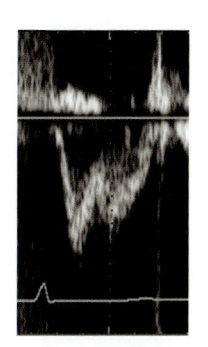

正常波形　　　　　　中等度肺高血圧症　　　　高度肺高血圧症

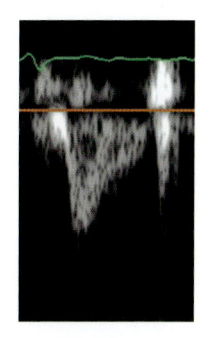

▷ 肺高血圧が重くなるとピークの時点が収縮早期になり，重症の肺高血圧症では二相性の波形を示す。

E. 左室拡張能の評価

左室流入血流波形

①弛緩障害型（abnormal relaxation pattern）

▷ 左室拡張能が障害されると左室への拡張早期の急速流入は減少し，流入時間も延長する。したがって，E波の減高と減速時間も延長し，代償的に心房収縮期の血流が増加するため，A波は増高することとなる。

②拘束型（restrictive pattern）

▷ 左室拡張障害が進行すると左房圧・左室拡張末期圧は上昇し，左室への急速流入はあるが直ぐに左室圧が上昇し，それ以上の血流が流入できず急に途絶する。心房収縮によって左室に血液が流入しようとするが，左室が硬いためわずかしか流入できない。したがって，E波は増高するものの減速時間は短縮し，A波は減高する。

③偽正常化（pseudo normalization）

▷ 左室拡張障害の進行に伴い，弛緩障害型から拘束型に移行する過程で一見正常な波形を示す時期があり，これを偽正常化と呼ぶ。正常とは異なり，左房・左室拡張末期圧の上昇を伴う。左室流入血流波形のみでは正常との鑑別はできず，肺静脈血流波形での鑑別を必要とする。

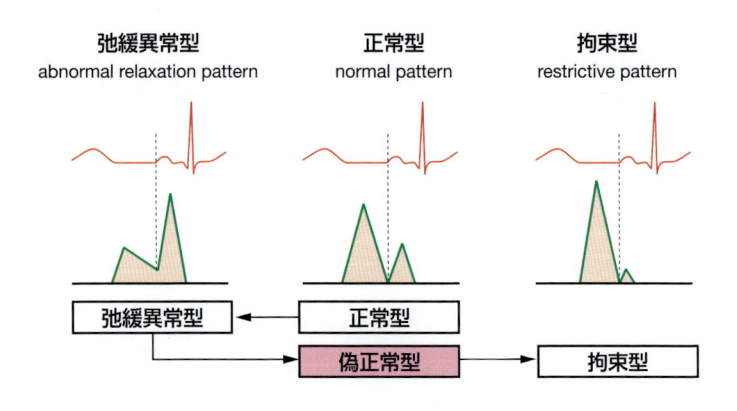

弛緩異常型	正常型	拘束型
abnormal relaxation pattern	normal pattern	restrictive pattern

E. 左室拡張能の評価

僧帽弁輪速度（e′：イープライム）

▷ 僧帽弁輪速度の拡張早期の速度波形をe′：イープライムと呼び，最近では左室流入血流波形のE波と合わせて評価し拡張能の指標としている。

▷ 左室流入血流波形と異なり，偽正常化を呈することなく拡張能が悪くなるとその速度は遅くなる。

▷ 一方，左室流入血流波形のE波は拡張能が悪くなると速くなるため，E波とe′の比（E/e′：イーオーバーイープライム）は大きくなる。また，E/e′は左房圧・左室拡張末期圧の推定が可能とされている。

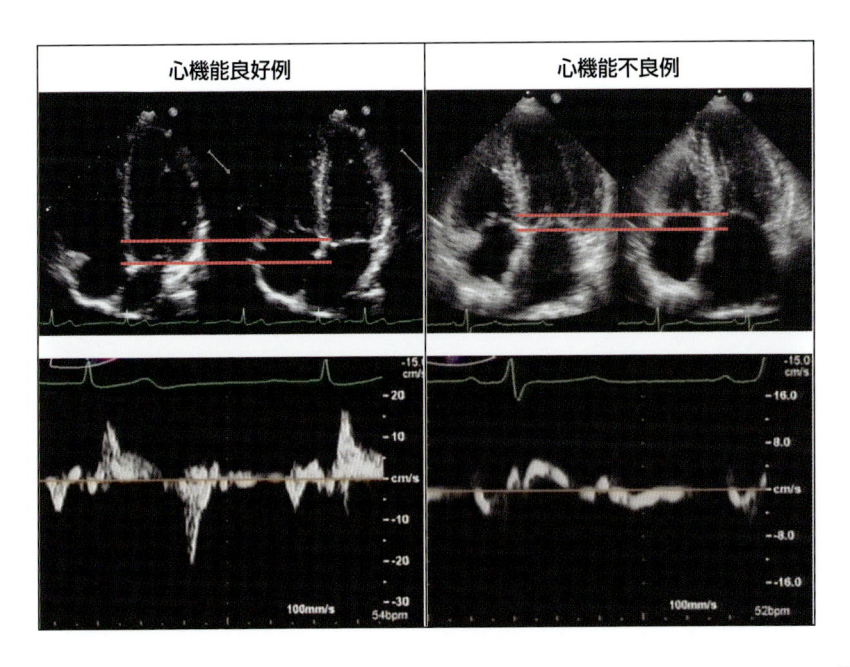

| 心機能良好例 | 心機能不良例 |

▷ 拡張能良好例では僧房弁輪部の移動距離が大きく，その速度も速い。

▷ 一方，拡張能不良例では僧房弁輪部の移動距離が小さく，その速度も極端に遅くなっている。

E. 左室拡張能の評価

肺静脈血流波形

▷ 正常の肺静脈血流波形はPVs波が高く，PVd波が低い。

▷ 心房収縮期の肺静脈へ戻る血流PVa波高は低く，持続時間も左室流入血流波形のA波の幅に比較して短い。

▷ 左室流入血流波形にて偽正常化を示す場合，肺静脈血流波形PVs波は減高しPVd波が増高する。

▷ PVa波は増高し，その持続時間は左室流入血流波形のA波の幅と比較すると延長する。

▷ 下の図に左室流入血流波形，肺静脈血流波形，僧房弁輪速度の3指標による拡張能の評価をまとめた。

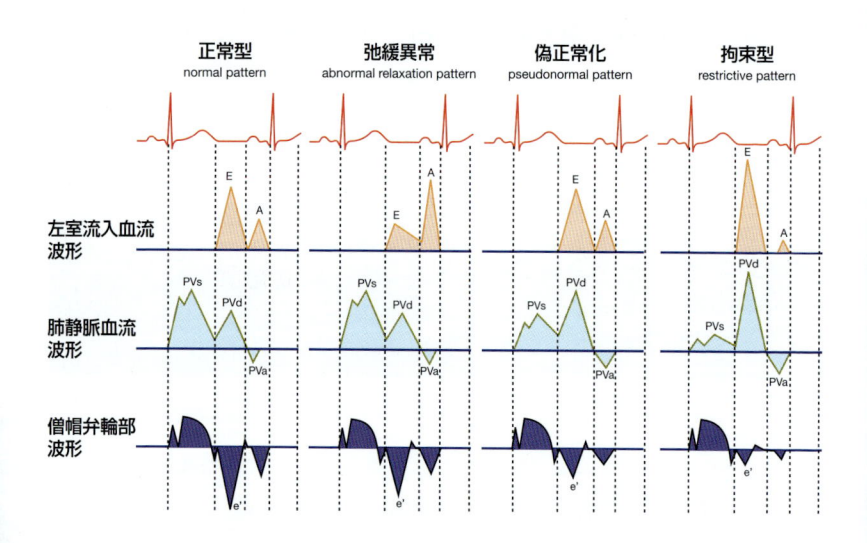

	正常型 normal pattern	弛緩異常 abnormal relaxation pattern	偽正常化 pseudonormal pattern	拘束型 restrictive pattern
左室流入血流波形	E > A	E < A	E > A	E >> A
肺静脈血流波形	PVs > PVd	PVs > PVd	PVs < PVd	PVs << PVd
僧帽弁輪部波形	e' 正常	e' 低下	e' 低下	e' 低下

F. 連続波ドプラ法

▷ 通常，逆流性病変，狭窄性病変，心室・大血管でのシャントがない限り，連続波ドプラ法を使用することはまずない。
▷ 連続波ドプラ法の最大の利点は最大血流速を検出できることであり，その最大血流速は各心腔間の圧較差を反映している。
▷ ドプラ法で得られる心内圧の圧較差は血行動態の評価に利用され，心機能を総合的に評価する上で非常に重要である。

連続波ドプラ法による圧較差・心内圧の推定

▷ 逆流，狭窄，短絡の血流速度は，房室間・心室間・大血管間の圧の差に依存する。
▷ 速度から圧を求める式は簡易ベルヌーイ式と呼ばれ，下記のように表される。

$$簡易ベルヌーイ式$$
$$\Delta P = 4 \times V^2$$

房室弁逆流からの心内圧推定

▷ 房室弁逆流は心房圧と心室収縮期圧の圧較差により速度が変化する。
▷ 逆流の最大血流速は最大圧較差を示し，心室圧が既知であれば心房圧が推定可能であり，心房圧が既知であれば心室圧が推定可能である。

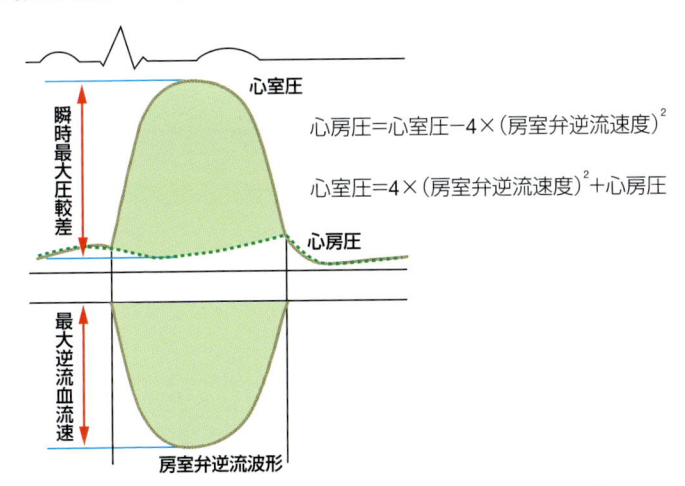

心房圧 = 心室圧 − 4 × (房室弁逆流速度)^2

心室圧 = 4 × (房室弁逆流速度)^2 + 心房圧

F. 連続波ドプラ法

動脈弁からの心内圧推定

▷ 動脈弁逆流は動脈圧と心室圧の拡張期圧格差によって速度が変化する。拡張末期の逆流速度は拡張末期の動脈と心室の圧較差を反映しており，拡張期動脈圧が既知の場合心室の拡張末期圧が推定可能である。また，心房圧が既知の場合動脈の拡張期圧が推定可能である。

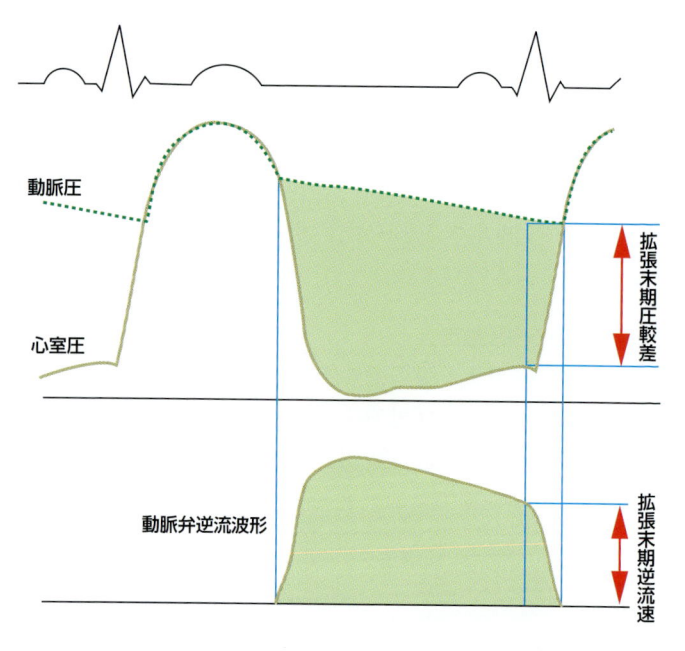

心室拡張末期圧＝拡張期動脈圧－4×(動脈弁逆流速度)

拡張期動脈圧＝4×(動脈弁逆流速度)＋心房圧

F. 連続波ドプラ法

ポイント

角度依存性

▷ ドプラ法全般に共通する欠点であるが，連続波ドプラ法は直接血行動態の評価に影響するためドプラビームと血流との成す角度に特に注意が必要である。

▷ ドプラビームと血流との成す角度が大きくなれば血流速度は過小評価され，速度の2乗の4倍で算出される圧較差の評価に大きな影響を与える。

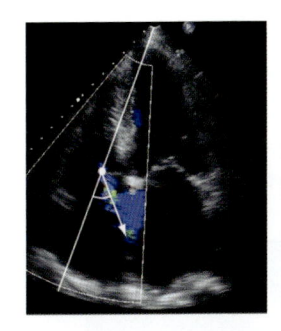

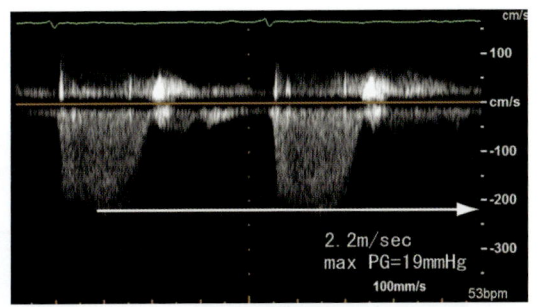

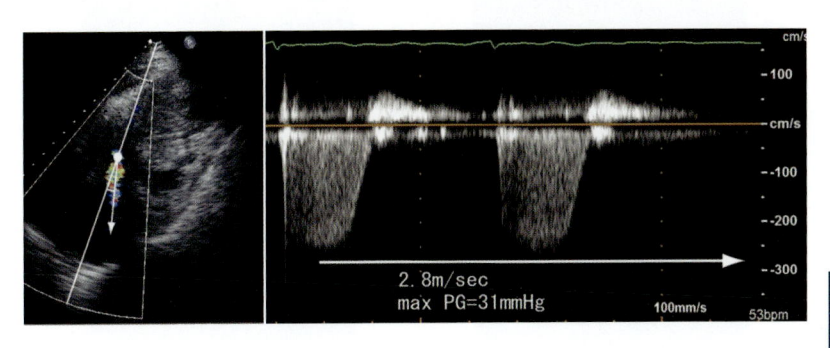

F. 連続波ドプラ法

ゲイン設定

▷ 最大血流速を検出するのが最大の目的であるため、やや高めのゲインに設定する方が波形を明瞭に描出できる。

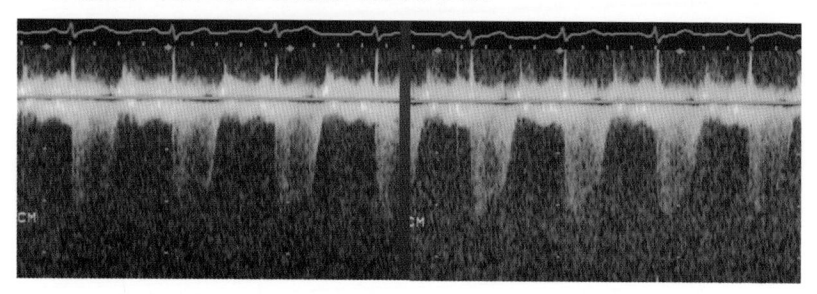

サンプルポイントとフォーカスポイント

▷ パルスドプラ法では任意の部位の波形を得るために「サンプルポイント」を設定する。

▷ 連続波ドプラ法でも似たような「フォーカスポイント」が表示されるが、任意の部位の血流を検出しているわけではない。

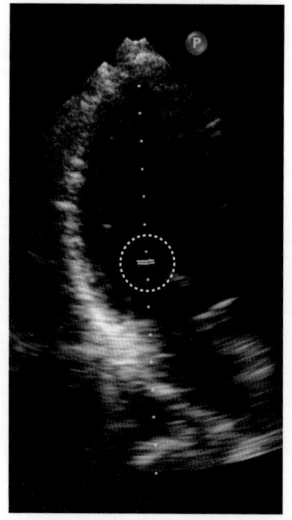

サンプルポイントの幅は可変 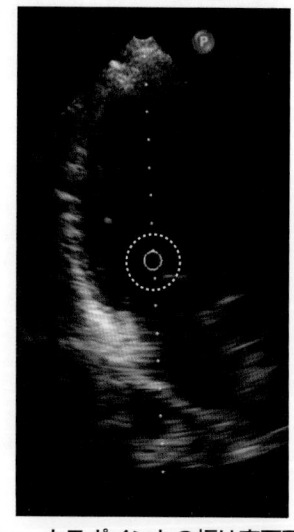　　フォーカスポイントの幅は変更不可

付録　ルーチンの流れ

1. **傍胸骨長軸像**
2. **傍胸骨短軸像**
3. **大動脈弁レベル**

    僧帽弁レベル
    乳頭筋レベル
    心尖部レベル

    ▶ 記録は大動脈弁レベル⇒心尖部レベルとする.
    ▶ 心尖部レベルは心臓が描出されなくなるまで心臓をスキャンする.
    ▶ 見えなくなったら，心尖部レベル⇒大動脈弁レベルへとスキャンする.

4. **Mモード計測（斜めに設定される場合，断層法にて心腔計測）**

    大動脈弁レベル
    僧帽弁レベル
    左室腱索レベル

5. **心尖部四腔像** ｛壁運動異常がある場合，
6. **心尖部二腔像** 　Simpson法にて左室駆出率を算出｝
7. **心尖部長軸像**
8. **心尖部長軸像カラードプラ法**
9. **左室流入血流波形**

    左室駆出血流波形

    ▶ 偏在性の僧帽弁逆流があれば，心尖部二腔像カラードプラ法で観察

10. **心尖部四腔像カラードプラ法**

    肺静脈血流波形

    ▶ 三尖弁逆流があれば，連続波ドプラで最大流速を測定

11. **傍胸骨長軸像カラードプラ法**
12. **傍胸骨短軸像カラードプラ法**

    右室駆出血流波形

    ▶ 肺動脈弁逆流があれば，連続波ドプラで最大流速を測定

著者略歴

神野　雅史（かんの　まさし）

1990年	新潟大学医療技術短期大学部卒業
	東京都済生会中央病院臨床検査科
2004年	同上主任
	現在に至る

- 本書の複製権・翻訳権・上映権・譲渡権・公衆送信権（送信可能化権を含む）は，株式会社ヌンクが保有します．
- JCOPY 〈（社）出版者著作権管理機構　委託出版物〉
- 本書の無断複写は著作権法上での例外を除き禁じられています．複写される場合は，そのつど事前に，（社）出版者著作権管理機構（電話 03-3513-6969，FAX 03-3513-6979，e-mail: info@jcopy.or.jp）の許諾を得てください．

ISBN978-4-7878-1917-8　C3047

ビギナーズガイド
心エコー図撮像必携—すぐに使える実戦テクニック
しんえこーずさつぞうひっけい　すぐにつかえるじっせんてくにっく

2011年11月25日　第1版　第1刷発行

定 価	カバーに表示してあります	**発売所**	株式会社 診断と治療社
著 者	神野　雅史		東京都千代田区永田町 2-14-2
発行所	株式会社ヌンク		山王グランドビル 4F
	東京都大田区南六郷 2-31-1-216		(1000014)
	(1440045)		TEL 03-3580-2770（営業部）
	TEL 03-5744-7187（代）		FAX 03-3580-2776
	FAX 03-5744-7179		郵便振替　00170-9-30203
	info@nunc-pub.com		eigyobu@shindan.co.jp（営業部）
	http://www.nunc-pub.com		http://www.shindan.co.jp/
		印刷・製本	株式会社 加藤文明社印刷所

©2011 神野雅史
Printed in Japan

検印省略
落丁・乱丁本はお取替え致します